Das Mediterrane Gericht

Für Anfänger

1200+ Tage mit Einfachen und Schmackhaften Kalorienarmen Rezepten zur Veränderung Ihrer Essgewohnheiten

San Edoge

INHALT

EINFÜHRUNG

Bei dem Wort "Gericht" denken die meisten Menschen an Entbehrung, Mangel an Abwechslung und Aufregung. Auf das mediterrane Gericht trifft jedoch keines dieser Merkmale zu.

Die mediterrane Küche bietet eine fast unbegrenzte Auswahl an frischen, köstlichen Lebensmitteln aus allen Lebensmittelgruppen. Auch wenn der Schwerpunkt eher auf bestimmten Zutaten liegt, wird nichts ausgeschlossen. Menschen, die sich mediterran ernähren, können die Gerichte genießen, die sie lieben, und lernen gleichzeitig zu schätzen, wie gut die frischesten und gesündesten Lebensmittel sein können.

Die mediterrane Küche basiert vor allem auf den Essgewohnheiten der Menschen an den Küsten Italiens, Frankreichs, Marokkos, Spaniens und Griechenlands. Aufgrund ihrer Lage und des gemäßigten Klimas bilden frisches Gemüse, Obst und Meeresfrüchte die kulinarische Grundlage dieser Regionen. Die mediterrane Küche bedeutet, das ganze Jahr über so zu essen, als ob es Sommer wäre. Es könnte Sie auch an Mahlzeiten erinnern, die Sie am Strand oder im Urlaub auf einer Insel genossen haben. Natürlich ist die mediterrane Küche alles andere als langweilig.

Wenn Sie sich an der mediterranen Küche orientieren, werden Sie nicht nur frische, köstliche Lebensmittel genießen, sondern auch die Gewissheit haben, dass Sie Ihrem Körper etwas zuführen, das weithin als eines der gesündesten Gerichte der Welt anerkannt ist.

Wenn gutes Essen wie ein ganzjähriger Urlaub schmeckt, ist es einfach und aufregend, es zu tun.

GRUNDLAGEN DER MEDITERRANEN DIÄT

Die mediterrane Ernährung hat in den letzten Jahren viel Aufmerksamkeit in den Medien erregt, und das aus den richtigen Gründen. Die Mayo Clinic bezeichnet sie als "herzgesunde Ernährung", und sie gilt als eine der nährstoffreichsten Diäten der Welt. Die UNESCO hat die Mittelmeerdiät im November 2010 als immaterielles Kulturerbe Spaniens, Italiens, Griechenlands und Marokkos anerkannt und sie als "ein Ernährungsmodell, das über Zeit und Raum hinweg konstant geblieben ist" bezeichnet.

Was ist die Mittelmeerdiät?

Genau genommen ist die Mittelmeerdiät gar keine "Diät", sondern eine kulinarische Tradition, die sich auf frisches Obst und Gemüse, Vollkornprodukte, Nüsse, Meeresfrüchte und Olivenöl konzentriert und gelegentlich ein Glas Rotwein trinkt. Sie ist auch Teil einer Kultur, die die frischesten, einfach zubereiteten Zutaten schätzt und respektiert und die Mahlzeiten mit Freunden und Familie auf eine gemütliche und gesellige Art und Weise teilt.

Jeder weiß, wie wichtig eine ausgewogene Ernährung für eine bessere Gesundheit und ein langes Leben ist, aber nur wenige setzen sie in die Praxis um. Da wir die meiste Zeit bei der Arbeit verbringen, neigen wir dazu, bei den Mahlzeiten nach schnellen und einfachen Optionen zu suchen. Dazu können Fast Food, verarbeitete Lebensmittel und Tiefkühlgerichte aus dem Supermarkt gehören.

Die Mittelmeerdiät basiert auf einer einfachen Prämisse: Essen Sie frische, vollwertige Lebensmittel, die der Jahreszeit entsprechen. Im Laufe der Jahre haben viele Menschen auf der ganzen Welt aufgehört, sich saisonal zu ernähren, weil wir heute das ganze Jahr über alle Arten von Produkten bekommen können. Außerdem scheint die Zubereitung von Mahlzeiten zu viel Zeit in unseren ohnehin schon überlasteten Zeitplänen zu beanspruchen. Infolgedessen ist unsere Ernährung voll von verarbeiteten Lebensmitteln, künstlichen Zutaten, raffiniertem Mehl, ungesunden Fetten und Zucker.

Die Mittelmeerdiät ist einfach und unkompliziert: weniger Fleisch und mehr Fisch essen (vor allem solche mit einem hohen Gehalt an Omega-3-Fettsäuren, die den Stoffwechsel verbessern und zur Senkung von Cholesterin und Blutdruck beitragen), mit Olivenöl kochen und mehrmals täglich frisches Obst und Gemüse sowie Vollkornprodukte essen. Zur mediterranen Ernährung gehört auch eine tägliche Portion Nüsse, die eine hohe Konzentration an gesunden einfach und mehrfach ungesättigten Fettsäuren enthalten.

Anders als bei vielen populären Diäten muss man bei der mediterranen Ernährungsweise kein Fett aus der Ernährung streichen. Sie schränkt Ihren Fettkonsum sogar überhaupt nicht ein. Bei der Mittelmeerdiät ersetzen Sie einfach alle schlechten Fette, die Sie essen, durch gute Fette wie Olivenöl, Nüsse, Samen und Avocados. Einige Studien deuten darauf hin, dass ein mäßiger Konsum von Rotwein das Risiko von Herzerkrankungen senken kann, und die Mittelmeerdiät fördert den Weinkonsum (bis zu fünf Unzen pro Tag für Frauen unter fünfundsechzig Jahren und zehn Unzen für Männer unter fünfundsechzig Jahren).

Zusammenfassend lässt sich sagen, dass die mediterrane Ernährung:

Essen Sie viel Obst und Gemüse

Kaufen Sie saisonale, frische Produkte auf Ihrem örtlichen Bauernmarkt.

Verwenden Sie Vollkornprodukte

Ersetzen Sie Lebensmittel aus Weißmehl durch Vollkornbrot, -getreide und -nudeln. Nehmen Sie eine Vielzahl von Vollkornsorten wie Gerste und Hirse zu sich und ziehen Sie braunen Reis weißem vor.

Enthalten Sie eine Portion Nüsse

Kaufen Sie rohe oder geröstete Nüsse wie Mandeln, Cashews und Walnüsse. (Walnüsse sind eine reiche Quelle für Omega-3-Fettsäuren.) Stellen Sie zu Hause Nussbutter her oder suchen Sie in Ihrem Supermarkt nach natürlicher Nussbutter.

Ersetzen Sie die Butter

Kochen Sie Speisen in Olivenöl und verwenden Sie natives Olivenöl extra als Dip für Brot und in Salatdressings.

Kräuter und Gewürze verwenden

Kräuter und Gewürze geben nicht nur eine Menge Geschmack und erlauben es Ihnen, weniger Salz zu verwenden, sondern einige haben auch antibakterielle und entzündungshemmende Eigenschaften.

Essen Sie mehr Fisch

Lachs, Sardinen, Sardellen, Makrelen und Hering sind einige der besten Quellen für Omega-3-Fettsäuren. Ersetzen Sie Hamburger und Brathähnchen durch leicht angebratenen oder gebratenen Fisch.

Verzicht auf rotes Fleisch

Es ist bekannt, dass rotes Fleisch zu einem höheren Cholesterinspiegel und Blutdruck beiträgt. Ersetzen Sie Steak durch mageres Fleisch wie gegrillten Fisch und Geflügel.

Kaufen Sie fettarme Molkereiprodukte

Achten Sie darauf, dass der Käse, die Milch und der Joghurt, die Sie kaufen, fettarm sind. Wählen Sie 1 Prozent oder 2 Prozent Milch anstelle von Vollmilch und fettarmen gefrorenen Joghurt anstelle von Eiscreme.

FRÜHSTÜCKSREZEPTE

Herzhaftes Gemüse-Frühstück

Vorbereitungszeit: 10 Minuten | **Kochzeit:** 11 Minuten | **Für alle:** 4

1 Teelöffel kaltgepresstes Olivenöl
½ Tasse gewürfelter gelber Kürbis
½ Tasse gewürfelte grüne Paprika
¼ Tasse gewürfelte süße weiße Zwiebel
6 Kirschtomaten, halbiert
1 Esslöffel gehacktes frisches Basilikum
1 Esslöffel gehackte frische Petersilie
½ Teelöffel Salz
¼ Teelöffel frisch gemahlener schwarzer Pfeffer
8 große, geschlagene Eier

1. Olivenöl bei mittlerer Hitze in der Pfanne erhitzen; Paprika, Kürbis und Zwiebel hinzugeben und 3 bis 4 Minuten kochen, bis die Zwiebel glasig ist; Tomaten, Basilikum, Petersilie, Salz und Pfeffer hinzugeben und 1 Minute kochen. 2. Die Eier hineingießen, die Pfanne mit einem Deckel abdecken und die Hitze auf niedrige Stufe reduzieren; 5 bis 6 Minuten warten. 3. Wenn die Eier durchgebraten sind und die Mitte nicht mehr flüssig ist, die Frittata auf eine saubere Arbeitsfläche geben. 4. Die Frittata in Stücke schneiden und servieren.
Pro Portion: Kalorien 137; Gesamtfett 9,96 g; Natrium 370 mg; Kohlenhydrate 6,6 g; Ballaststoffe 0,925 g; Zucker 2,96 g; Eiweiß 6,2 g

Sommerlicher Obstsalat

Vorbereitungszeit: 15 Minuten | **Kochzeit:** 0 Minuten | **Für alle:** 8

2 Tassen gewürfelte Honigmelone
2 Tassen gewürfelte Cantaloupe
2 Tassen rote kernlose Weintrauben
1 Tasse geschnittene frische Erdbeeren
1 Tasse frische Heidelbeeren
Schale und Saft von 1 großen Limette
½ Tasse ungesüßte geröstete Kokosnussflocken
¼ Tasse Honig
¼ Teelöffel Salz
½ Tasse kaltgepresstes Olivenöl

1. Die Limettenschale, die Früchte und die Kokosflocken in eine geeignete Schüssel geben und gut umrühren. 2. Honig, Limettensaft und Salz in den Mixer geben und auf niedriger Stufe pürieren; wenn der Honig eingearbeitet ist, das Olivenöl langsam hinzugeben und so lange pürieren, bis es undurchsichtig ist. 3. Das Dressing über das Obst gießen und gut

vermischen. 4. Vor dem Servieren mindestens 4 Stunden lang zugedeckt in den Kühlschrank stellen und dabei einige Male umrühren, um das Dressing zu verteilen.
Pro Portion: Kalorien 201; Gesamtfett 7,66 g; Natrium 220 mg; Kohlenhydrate 34,86 g; Ballaststoffe 2,54 g; Zucker 31,1 g; Eiweiß 1,48 g

Ei, Pancetta und Spinat

Vorbereitungszeit: 10 Minuten | **Kochzeit:** 15 Minuten | **Portionen:** 2

¼ Tasse gewürfelter Bauchspeck
2 Tassen Babyspinatblätter
¼ Teelöffel frisch gemahlener schwarzer Pfeffer
¼ Teelöffel Salz, oder nach Geschmack
2 große Eier
Natives Olivenöl extra (optional)
1 englischer Vollkornmuffin, getoastet

1. In einer geeigneten Pfanne den Bauchspeck bei mittlerer Hitze etwa 5 Minuten lang von allen Seiten knusprig braten, dabei häufig umrühren. 2. Spinat, Pfeffer und ggf. Salz hinzufügen und unter gelegentlichem Rühren ca. 5 Minuten braten, bis der Spinat gerade verwelkt ist; die Mischung in eine Schüssel geben. 3. In der gleichen Pfanne die Eier aufschlagen und 3 bis 4 Minuten braten, bis das Eiweiß gerade undurchsichtig ist; die Eier vorsichtig umdrehen und 30 Sekunden bis 1 Minute weiterbraten, bis die Eier nach Wunsch durchgebraten sind. 4. Je eine Muffinhälfte auf 2 Teller legen und mit der Hälfte der Spinatmischung und einem Ei (mit dem Eigelb nach oben) belegen. 5. Das Eigelb anstechen und dann genießen.
Pro Portion: Kalorien 149,5; Gesamtfett 5,83 g; Natrium 900 mg; Kohlenhydrate 17,1 g; Ballaststoffe 1,55 g; Zucker 0,49 g; Eiweiß 7,71 g

Frucht-Haferflocken-Parfait

Vorbereitungszeit: 10 Minuten | **Kochzeit:** 15 Minuten | **Portionen:** 2

½ Tasse Vollkornhaferflocken oder schnellkochende Haferflocken (nicht Instant)
½ Tasse Walnussstücke
1 Teelöffel Honig
1 Tasse geschnittene frische Erdbeeren
1½ Tassen (12 Unzen) fettarmer griechischer Vanillejoghurt
Frische Minzblätter zum Garnieren

1. Heizen Sie Ihren Backofen auf 300 Grad F im Voraus. 2. Auf dem Backblech die Haferflocken und Walnüsse in einer einzigen Schicht verteilen. 3. Die Haferflocken und Nüsse 10 bis 12 Minuten lang rösten, bis man die Nüsse zu riechen beginnt; danach das Backblech entfernen und beiseite stellen. 4. Den Honig in eine mikrowellengeeignete Schüssel geben und 30 Sekunden lang erhitzen, bis er gerade noch warm ist; die Erdbeeren

hinzufügen und mit dem Honig überziehen. 5. In die Böden von 2 Dessertschalen 1 Esslöffel der umhüllten Erdbeeren geben; nacheinander eine Portion Joghurt und eine Portion Haferflocken hinzufügen und die Schichten wiederholen, bis die Schalen voll sind. Die Erdbeeren sollten zum Schluss obenauf liegen. 6. Sofort servieren oder nach Belieben kühl stellen.
Pro Portion: Kalorien 320,5; Gesamtfett 18,98 g; Natrium 90 mg; Kohlenhydrate 23,88 g; Ballaststoffe 2,8 g; Zucker 19,64 g; Eiweiß 17,02 g

Simmered Maple Almond Mix

Vorbereitungszeit: 5 Minuten | **Kochzeit:** 6 Minuten | **Portionen:** 4

1½ Tassen Wasser
½ Tasse ungesüßte Mandelmilch
Eine Prise Meersalz
½ Tasse schnellkochende Grütze
½ Teelöffel gemahlener Zimt
¼ Tasse reiner Ahornsirup
¼ Tasse gehobelte Mandeln

1. Wasser, Mandelmilch und Meersalz in einen Kochtopf geben und bei mittlerer Hitze erhitzen, bis die Flüssigkeit kocht; während des Kochens ständig mit einem Holzspatel umrühren; langsam die Grütze hinzufügen. 2. Unter ständigem Rühren Klümpchen vermeiden und die Mischung langsam zum Kochen bringen; die Hitze auf mittlere bis niedrige Stufe reduzieren und 5 bis 6 Minuten köcheln lassen, bis das Wasser vollständig aufgesogen ist. 3. Zimt, Mandeln und Sirup hinzugeben und noch 1 Minute weiterrühren. 4. Nach dem Kochen mit einem gekochten Ei oder einigen Früchten servieren.
Pro Portion: Kalorien 93; Gesamtfett 1,47 g; Natrium 150 mg; Kohlenhydrate 19,92 g; Ballaststoffe 0,5 g; Zucker 14,57 g; Eiweiß 0,58 g

Gesundheit Mediterranes Omelett

Vorbereitungszeit: 10 Minuten | **Kochzeit:** 15 Minuten | **Portionen:** 2

2 Teelöffel kaltgepresstes Olivenöl, geteilt
1 Knoblauchzehe, gehackt
½ rote Paprika, in dünne Scheiben geschnitten
½ gelbe Paprika, in dünne Scheiben geschnitten
¼ Tasse dünn geschnittene rote Zwiebel
2 Esslöffel gehacktes frisches Basilikum
2 Esslöffel gehackte frische Petersilie, plus extra zum Garnieren
½ Teelöffel Salz
½ Teelöffel frisch gemahlener schwarzer Pfeffer
4 große, geschlagene Eier

1. Die Eier in einer Schüssel aufschlagen. 2. 1 Teelöffel Olivenöl in einer großen Pfanne bei mittlerer Hitze erhitzen; Knoblauch, Zwiebel und Paprika hinzugeben und unter häufigem Rühren 5 Minuten braten; Petersilie, Basilikum, Salz und Pfeffer hinzugeben und 2 Minuten bei mittlerer bis hoher Hitze braten. 3. Die gekochte Gemüsemischung auf einen Teller geben. 4. In derselben Pfanne das restliche Olivenöl erhitzen und die verquirlten Eier hineingeben, dabei die Pfanne schwenken, um sie gleichmäßig zu verteilen; die Eier 3 bis 5 Minuten braten, bis die Ränder leicht blubbern und alles außer der Mitte trocken ist. Mit dem Spatel wenden. 5. Die Gemüsemischung auf die eine Hälfte des Omeletts geben und die leere Seite darüber klappen. 6. Wenn das Omelett gar ist, auf ein sauberes Schneidebrett legen und in zwei Hälften schneiden. 7. Mit frischer Petersilie garnieren und servieren.
Pro Portion: Kalorien 182; Gesamtfett 13,09g; Natrium 650mg; Kohlenhydrate 8,64g; Ballaststoffe 1,4g; Zucker 4,22g; Protein 8,58g

Beeren-Haferflocken-Frühstück

Vorbereitungszeit: 10 Minuten | **Kochzeit:** 1 Minute | **Portionen:** 2

1½ Tassen Vollkornhaferflocken oder schnellkochende Haferflocken (keine Instanthaferflocken)
¾ Tasse frische Blaubeeren, Himbeeren oder Brombeeren, oder eine Kombination davon
2 Teelöffel Honig
2 Esslöffel Walnussstücke

1. Die Vollkornhaferflocken nach Packungsanweisung zubereiten und auf 2 tiefe Schüsseln aufteilen. 2. Honig und Beeren in eine mikrowellengeeignete Schüssel geben und 30 Sekunden lang im Ofen erhitzen. 3. Nach dem Kochen die Beerenmischung über jede Schüssel mit Haferflocken geben, mit Walnüssen bestreuen und heiß servieren.
Pro Portion: Kalorien 271; Gesamtfett 11,805 g; Natrium 40 mg; Kohlenhydrate 27,735 g; Ballaststoffe 2,1 g; Zucker 25,515 g; Eiweiß 15,35 g

Beeren-Haferflocken mit Sonnenblumenkernen

Vorbereitungszeit: 5 Minuten | **Kochzeit:** 10 Minuten | **Für alle:** 4

1¾ Tassen Wasser
½ Tasse ungesüßte Mandelmilch
Prise Meersalz
1 Tasse altmodische Haferflocken
½ Tasse Heidelbeeren
½ Tasse Himbeeren
¼ Tasse Sonnenblumenkerne

1. Wasser, Mandelmilch und Meersalz in einen Topf geben und bei mittlerer bis hoher Hitze erhitzen, bis die Flüssigkeit kocht; Haferflocken einrühren, die Hitze auf mittlere bis niedrige Stufe reduzieren und 5 Minuten lang ständig rühren. 2. Den Topf abdecken und die

Haferflocken weitere 2 Minuten köcheln lassen. 3. Servieren und mit den Himbeeren, Blaubeeren und Sonnenblumenkernen garnieren. Genießen.
Pro Portion: Kalorien 181; Gesamtfett 6,67 g; Natrium 150 mg; Kohlenhydrate 34,66 g; Ballaststoffe 6,1 g; Zucker 16,16 g; Eiweiß 6,55 g

Mini-Karotten-Rosinen-Muffins

Vorbereitungszeit: 10 Minuten | **Kochzeit:** 18 Minuten | **Für 18 Personen:** 18

Antihaft-Kochspray
1 Tasse Haferkleie
1 Tasse Weizenvollkornmehl
½ Tasse Allzweckmehl
½ Tasse altmodische Haferflocken
3 Esslöffel verpackter brauner Zucker
1 Teelöffel Backpulver
1 Teelöffel Backpulver
2 Teelöffel gemahlener Zimt
2 Teelöffel gemahlener Ingwer
½ Teelöffel gemahlene Muskatnuss
¼ Teelöffel Meersalz
1¼ Tassen ungesüßte Mandelmilch
2 Esslöffel Honig
1 Ei
2 Esslöffel kaltgepresstes Olivenöl
1½ Tassen geriebene Möhren
¼ Tasse Rosinen

1. Den Backofen auf 350 Grad vorheizen. 2. 2 Mini-Muffinförmchen vorbereiten und mit Papierförmchen auslegen oder mit Antihaft-Kochspray bestreichen. 3. Haferkleie, Hafer, Weizenvollkornmehl, Allzweckmehl, braunen Zucker, Zimt, Ingwer, Muskatnuss, Salz, Backpulver und Natron in eine geeignete Schüssel geben, gut verrühren und für später beiseite stellen. 4. In einer anderen geeigneten Schüssel das Olivenöl, das Ei, den Honig und die Mandelmilch mit einem Schneebesen gut verrühren; die Mischung zu der Hafermischung geben und unterheben, bis alles gut vermischt ist. 5. Die Rosinen und Karotten unterheben; jede Muffinform etwa ¾ voll füllen. Backen Sie die Muffins 15 bis 18 Minuten lang (wenn Sie jede Tasse voll füllen, sollte die Backzeit 20 bis 25 Minuten betragen). 6. Wenn die Muffins fertig sind, sollte der Zahnstocher in der Mitte jedes Muffins sauber herauskommen. 7. Die Muffins auf ein Gitterrost stellen und abkühlen lassen. Genießen.
Pro Portion: Kalorien 105; Gesamtfett 3,1g; Natrium 71mg; Kohlenhydrate 19,27g; Ballaststoffe 2,8g; Zucker 5,33g; Protein 3,57g

Einfacher French Toast

Vorbereitungszeit: 20 Minuten | **Kochzeit:** 10 Minuten | **Portionen:** 6

1½ Tassen ungesüßte Mandelmilch
2 Eier, verquirlt
2 Eiweiß, aufgeschlagen
1 Teelöffel Vanilleextrakt
Schale von 1 Orange
Saft von 1 Orange
1 Teelöffel gemahlene Muskatnuss
6 Scheiben helles Vollkornbrot
Antihaft-Kochspray

1. Eier, Eiweiß, Vanille, Orangenschale, Muskatnuss, Saft und Mandelmilch in eine geeignete Schüssel geben und gut verquirlen. 2. In einer Auflaufform die Brotscheiben in einer einzigen Schicht anordnen; die Mischung darüber gießen und die Brotscheiben 10 Minuten lang einweichen, dabei einmal wenden. 3. Die Pfanne mit Kochspray einsprühen; die eingeweichten Brotscheiben bei mittlerer Hitze 5 Minuten pro Seite braten, bis die Creme fest wird. 4. Jede Brotscheibe kann mit geschnittenen Erdbeeren oder Speck belegt werden.
Pro Portion: Kalorien 164; Gesamtfett 4,91g; Natrium 95mg; Kohlenhydrate 23,22g; Ballaststoffe 2,4g; Zucker 7,08g; Protein 7,43g

Tomate-Zucchini-Frittata

Vorbereitungszeit: 10 Minuten | **Kochzeit:** 18 Minuten | **Für alle:** 4

3 Eier
3 Eiweiß
½ Tasse ungesüßte Mandelmilch
½ Teelöffel Meersalz
⅛ Teelöffel frisch gemahlener schwarzer Pfeffer
2 Esslöffel kaltgepresstes Olivenöl
1 Zucchini, gewürfelt
8 Kirschtomaten, halbiert
¼ Tasse (etwa 2 Unzen) geriebener Parmesankäse

1. Heizen Sie Ihren Ofen auf hohe Temperatur vor. 2. Eier, Eiweiß, Mandelmilch, Meersalz und Pfeffer in eine geeignete Schüssel geben, gut verquirlen und zur späteren Verwendung beiseite stellen. 3. In der Pfanne das Olivenöl bei mittlerer Hitze erhitzen, bis es schimmert; Zucchini und Tomaten hinzugeben und 5 Minuten lang unter gelegentlichem Rühren braten; die Eimischung hineingießen und 4 Minuten lang braten, bis die Eier an den Rändern stocken, nicht umrühren. 4. Mit dem Pfannenwender die fest gewordenen Eier von den Rändern der Pfanne wegziehen; die Pfanne in alle Richtungen kippen, damit die nicht fest gewordenen Eier die Zwischenräume an den Rändern ausfüllen können; 4 Minuten kochen, bis die Ränder wieder fest geworden sind, nicht umrühren. 5. Vorsichtig auf das Backblech

geben, mit dem Parmesan bestreuen (optional); die Eier im vorgeheizten Ofen 3 bis 5 Minuten braten, bis der Käse schmilzt und die Eier puffig sind. 6. Die Eier vor dem Servieren in Spalten schneiden.
Pro Portion: Kalorien 189; Gesamtfett 12,43 g; Natrium 603 mg; Kohlenhydrate 7,4 g; Ballaststoffe 0,5 g; Zucker 5,4 g; Eiweiß 11,67 g

Ei-Paprika-Pita mit scharfer Soße

Vorbereitungszeit: 10 Minuten | **Kochzeit:** 10 Minuten | **Für alle:** 4

2 Fladenbrote
2 Esslöffel Olivenöl
1 rote oder gelbe Paprikaschote, gewürfelt
2 Zucchinis, der Länge nach geviertelt und in Scheiben geschnitten
4 große, geschlagene Eier
Meersalz
Frisch gemahlener schwarzer Pfeffer
Prise getrockneter Oregano
2 Avocados, in Scheiben geschnitten
½ bis ¾ Tasse zerbröckelter Feta-Käse
2 Esslöffel gehackte Frühlingszwiebeln, nur der grüne Teil, zum Garnieren
Scharfe Sauce, zum Servieren

1. Die Pitas in der Pfanne bei mittlerer Hitze 2 Minuten erhitzen, bis sie durchgewärmt und leicht geröstet sind; die Pitas auf einen Teller geben und für später beiseite stellen. 2. In der Pfanne das Olivenöl bei mittlerer Hitze erhitzen; die Zucchini und die Paprika hinzufügen und 4 bis 5 Minuten braten; die Eier, den Oregano, das Salz und den schwarzen Pfeffer hinzufügen und 2 bis 3 Minuten rühren, bis die Eier durchgekocht sind; den Herd ausschalten. 3. Die Pitas kreuzweise halbieren und jede Hälfte mit der Eimischung, der Avocado und dem Feta belegen; die Pitas mit der Frühlingszwiebel garnieren und mit der scharfen Sauce servieren.
Pro Portion: Kalorien 291; Gesamtfett 35,75g; Natrium 1024mg; Kohlenhydrate 22,43g; Ballaststoffe 8,6g; Zucker 4,03g; Protein 30,6g

Eier Gemüsetöpfe

Vorbereitungszeit: 10 Minuten | **Kochzeit:** 34 Minuten | **Für alle:** 4

2 Esslöffel Olivenöl
1 kleine Zwiebel, gewürfelt
1 rote oder gelbe Paprikaschote, grob zerkleinert
4 Knoblauchzehen, gehackt
2 Teelöffel Tomatenmark
1 Teelöffel Harissa oder ¼ Teelöffel rote Paprikaflocken
¼ Teelöffel gemahlener Kreuzkümmel

¼ Teelöffel Paprika
¼ Teelöffel Meersalz
¼ Teelöffel frisch gemahlener schwarzer Pfeffer
1 (12-Unzen) Glas geröstete rote Paprika, plus 2 Esslöffel Salzlake aus dem Glas
1 (15-Unzen) Dose gewürfelte Tomaten mit ihrem Saft
1 (15-Unzen) Dose zerdrückte Tomaten
1 Lorbeerblatt
4 große Eier
2 Unzen Ziegenkäse, zum Servieren (optional)
6 oder 7 Basilikumblätter, zum Garnieren (optional)
Fladenbrot, zum Servieren (optional)

1. In der Pfanne das Olivenöl bei mittlerer Hitze erhitzen; Zwiebel und Paprika hinzufügen und 6 bis 8 Minuten anbraten, bis sie weich sind; Knoblauch, Harissa, Kreuzkümmel, Paprika, Tomatenmark, Salz und schwarzen Pfeffer hinzufügen und 2 bis 3 Minuten kochen. 2. Die gewürfelten Tomaten, die zerdrückten Tomaten, die gerösteten Paprikaschoten und die Salzlake sowie das Lorbeerblatt hinzugeben und zum Kochen bringen, dann die Hitze auf niedrige Stufe reduzieren und die Mischung 10 bis 15 Minuten köcheln lassen, bis sie eindickt; das Lorbeerblatt entfernen und entsorgen. 3. Mit der Rückseite eines Löffels vier flache Vertiefungen in die Mischung drücken; in jede Vertiefung ein Ei schlagen und mit Salz und schwarzem Pfeffer würzen; die Pfanne abdecken und 6 bis 8 Minuten köcheln lassen, bis die Eier stocken. 4. Sie können jede Vertiefung mit dem Ziegenkäse bestreuen, mit Basilikum garnieren und mit dem Pitabrot servieren. Die Reste können bis zu 2 Tage in einem luftdichten Behälter aufbewahrt werden.
Pro Portion: Kalorien 286; Gesamtfett 17,37g; Natrium 845mg; Kohlenhydrate 24,55g; Ballaststoffe 4,8g; Zucker 11,16g; Protein 11,45g

Leckeres Lachs-Rührei

Vorbereitungszeit: 5 Minuten | **Kochzeit:** 10 Minuten | **Für alle:** 4
4 Eier
6 Eiweiß
⅛ Teelöffel frisch gemahlener schwarzer Pfeffer
2 Esslöffel kaltgepresstes Olivenöl
½ rote Zwiebel, fein gewürfelt
4 Unzen Räucherlachs, in Flocken geschnitten
2 Esslöffel Kapern, abgetropft

1. Eier, Eiweiß und Pfeffer in eine geeignete Schüssel geben, gut verquirlen und zur späteren Verwendung beiseite stellen. 2. In der Pfanne das Olivenöl bei mittlerer bis hoher Hitze erhitzen, bis es schimmert; die rote Zwiebel hinzufügen und unter gelegentlichem Rühren 3 Minuten lang braten, bis sie weich ist; den Lachs und die Kapern hinzufügen und 1 Minute lang braten; die Eimischung hineingießen und unter gelegentlichem Rühren 3 bis 5 Minuten lang braten, bis die Eier stocken. 3. Servieren und genießen.

Pro Portion: Kalorien 232; Gesamtfett 14,81g; Natrium 469mg; Kohlenhydrate 2,82g; Ballaststoffe 0,4g; Zucker 1,55g; Protein 20,49g

Pochierte Eier mit Avocado-Smoothie

Vorbereitungszeit: 10 Minuten | **Kochzeit:** 5 Minuten | **Portionen:** 4

2 Avocados, geschält und entkernt
¼ Tasse gehackte frische Basilikumblätter
3 Esslöffel Rotweinessig, aufgeteilt
Saft von 1 Zitrone
Schale von 1 Zitrone
1 Knoblauchzehe, gehackt
1 Teelöffel Meersalz, geteilt
⅛ Teelöffel frisch gemahlener schwarzer Pfeffer
Eine Prise Cayennepfeffer, bei Bedarf auch mehr
4 Eier

1. Basilikum, Avocados, Knoblauch, Zitronenschale, Zitronensaft, Pfeffer, Cayennepfeffer, ½ Teelöffel Meersalz und 2 Esslöffel Essig in den Mixer geben und etwa 1 Minute lang mixen, bis alles glatt ist. 2. In eine 12-Zoll-Pfanne etwa drei Viertel voll Wasser, den restlichen Essig und das restliche Meersalz geben und das Wasser bei mittlerer Hitze zum Köcheln bringen. 3. Die Eier in den Puddingtassen vorsichtig aufschlagen; knapp über dem kochenden Wasser langsam eins nach dem anderen hineingleiten lassen; die Hitze ausschalten und die Pfanne abdecken, 5 Minuten warten, ohne die Pfanne zu rühren oder den Deckel abzunehmen. 4. Wenn die Eier fertig sind, mit einem Schaumlöffel vorsichtig aus dem Wasser heben, abtropfen lassen und jeweils ein Ei auf einen Teller geben. Genießen.
Pro Portion: Kalorien 305; Gesamtfett 24,76g; Natrium 692mg; Kohlenhydrate 12,65g; Ballaststoffe 7,4g; Zucker 2,12g; Protein 11,35g

Kartoffel-Ei-Pancetta-Haschee

Vorbereitungszeit: 15 Minuten | **Kochzeit:** 19 Minuten | **Für alle:** 4

10½ Unzen kleine Kartoffeln (etwa 11)
2 Esslöffel Olivenöl
2 Knoblauchzehen, gehackt
Meersalz
Frisch gemahlener schwarzer Pfeffer
2 Unzen gewürfelter Bauchspeck
Pfund Spargel, in 1-Zoll-Stücke geschnitten
2 rote Paprikaschoten, grob zerkleinert
⅛ Teelöffel rote Paprikaflocken
⅛ Teelöffel italienisches Gewürz

4 große Eier
2 Esslöffel Wasser

1. Die Kartoffeln und 2 Esslöffel Wasser in eine mikrowellengeeignete Schüssel geben; die Schüssel abdecken und die Kartoffeln 5 Minuten lang bei mittlerer Hitze in der Mikrowelle erhitzen oder bis sie leicht gabelweich sind; die Kartoffeln abgießen. 2. In der Pfanne das Olivenöl bei mittlerer bis hoher Hitze erhitzen; Kartoffeln, Knoblauch, Salz und schwarzen Pfeffer zugeben und unter gelegentlichem Rühren 4 Minuten braten; den Bauchspeck zugeben und weitere 2 Minuten braten; Paprika, rote Paprikaflocken, Spargel und italienische Gewürze zugeben und 4 bis 5 Minuten unter gelegentlichem Rühren braten. 3. Die Hitze auf mittlere Stufe reduzieren, mit der Rückseite eines Löffels vier Vertiefungen in die Mischung drücken; in jede Vertiefung ein Ei aufschlagen; das Wasser hinzufügen, die Pfanne abdecken und 3 bis 5 Minuten warten, bis die Eier nach Ihrem Geschmack gar sind. Den Herd ausschalten. 4. Servieren und genießen.
Pro Portion: Kalorien 228; Gesamtfett 12,32 g; Natrium 765 mg; Kohlenhydrate 20,69 g; Ballaststoffe 4,4 g; Zucker 4,1 g; Eiweiß 10,6 g

HÄHNCHEN- UND GEFLÜGELREZEPTE

Hähnchen und Reis nach spanischer Art, die dem Essen Würze verleihen

Vorbereitungszeit: 15 Minuten | **Kochzeit:** 30 Minuten | **Portionen:** 2

2 Teelöffel gemahlener Kreuzkümmel
1½ Teelöffel Knoblauchsalz
¾ Teelöffel Chilipulver
¼ Teelöffel getrockneter Oregano
1 Zitrone
2 Hühnerbrüste ohne Knochen und ohne Haut
3 Esslöffel kaltgepresstes Olivenöl, aufgeteilt
2 große Schalotten, gewürfelt
1 Tasse ungekochter weißer Reis
2 Tassen Gemüsebrühe
1 Tasse Brokkoli-Röschen
⅓ Tasse gehackte Petersilie

1. In einer mittelgroßen Schüssel das Chilipulver, den Kreuzkümmel, das Knoblauchsalz, das Paprikapulver und den Oregano vermischen. Die Mischung in zwei Hälften teilen und beiseite stellen. Dann in eine andere Schüssel geben, die Zitrone schälen und beiseite stellen. 2. In einer mittelgroßen Schüssel das Hähnchen mit 2 Esslöffeln Olivenöl bestreichen und die Hälfte der Gewürzmischung hinzufügen. Reiben Sie es gleichmäßig ein. 1 Esslöffel Olivenöl erhitzen und das Hähnchen 4 bis 6 Minuten braten, nach der Hälfte der Garzeit das Hähnchen auf die andere Seite drehen. Darauf achten, dass es gebräunt, aber noch nicht durchgebraten ist. Die Zwiebel in die Pfanne geben und kochen, bis sie zart und glasig ist, dann den Reis hinzugeben und noch 1 Minute weiter kochen, um ihn zu rösten. 3. Den Zitronensaft, die Gemüsebrühe und die restliche Gewürzmischung in der Pfanne verrühren, bis alles gut vermischt ist. Das Hähnchen wieder in die Pfanne auf den Reis legen. Zudecken und etwa 15 Minuten kochen lassen. 4. Öffnen Sie die Pfanne und geben Sie die Brokkoliröschen hinzu. Dann zudecken und weitere 5 Minuten kochen, bis das Hähnchen durchgebraten, der Reis weich und die Flüssigkeit aufgesogen ist. Gehackte Petersilie verquirlen und sofort servieren.
Variationstipp: Verwenden Sie 3 Hähnchenschenkel anstelle der Brüste für eine etwas kalorienreichere, saftigere Version.
Pro Portion: Kalorien 829; Fett 16,98 g; Natrium 888 mg; Kohlenhydrate 115,11 g; Ballaststoffe 10,8 g; Zucker 13,71 g; Eiweiß 53,54 g

Dreifarbiges Huhn und Artischocken auf spanische Art

Vorbereitungszeit: 15 Minuten | **Kochzeit:** 25 Minuten | **Für alle:** 2

1½ Tassen Hühnerbrühe
1 Tasse Weizenbeeren
3 Esslöffel kaltgepresstes Olivenöl, aufgeteilt

1 (9-Unzen) Packung tiefgefrorene Artischockenherzen, zerkleinert
2 geröstete rote Paprikaschoten, in Öl eingelegt, fein gehackt
⅓ Tasse gehackte entsteinte spanische grüne Oliven
2 (6 Unzen) entbeinte, hautlose Hühnerbrüste
½ Teelöffel Salz, geteilt
½ Teelöffel frisch gemahlener schwarzer Pfeffer, geteilt
½ Tasse Vollkorn-Allzweckmehl
½ Esslöffel geräucherter Paprika
2 große Eier
½ Tasse Panko-Brotkrumen
½ Tasse gehackte Blattpetersilie
¼ Teelöffel Knoblauchpulver
¼ Teelöffel Zwiebelpulver

1. In einem Topf die Brühe zum Kochen bringen. 1 Esslöffel Olivenöl und die Weizenbeeren einrühren. Den Deckel schließen, die Hitze reduzieren und etwa 20 Minuten kochen lassen. 2. Die Oliven, die Paprika und die Artischocken hinzugeben und umrühren, bis alles gut vermischt ist. Den Deckel schließen und weitere 5 Minuten kochen lassen, vom Herd nehmen und mit einer Gabel auflockern. Probieren Sie die Weizenbeeren, um die richtige Konsistenz zu finden. Sie sollten bissfest, aber nicht zäh sein. 3. Wenn sie fertig sind, sollte kein Wasser mehr im Topf sein. Erhitzen Sie 2 Esslöffel Olivenöl in einer großen Sauteuse oder Pfanne bei schwacher Hitze. Schneiden Sie die Hühnerbrüste an der dicksten Stelle fast in zwei Hälften. Die Hähnchenbrüste mit ¼ Teelöffel Salz und ¼ Teelöffel Pfeffer würzen, bevor sie geöffnet werden, um die Innen- und Außenseite der Hähnchenbrust zu begutachten (Achtung: nicht ganz durchschneiden!). 4. Auf einem Teller das geräucherte Paprikapulver, den restlichen ¼ Teelöffel Salz, das Mehl und den restlichen ¼ Teelöffel Pfeffer vermischen. Die Eier in einer separaten Schüssel verquirlen. Einen dritten Teller mit Petersilie, Knoblauchpulver, Zwiebelpulver und Panko vorbereiten. 5. Das Hähnchen in der Mehlmischung wälzen. Zuerst in die Mehlmischung, dann in das Ei und schließlich in das Panko. 6. Olivenöl in die Pfanne geben und die Hitze auf mittlere Stufe stellen. Wenn das Öl heiß ist, das Hähnchen von beiden Seiten anbraten und mit einer Zange auf halbem Weg wenden. Die Hitze reduzieren und die Pfanne schließen. Weitere 10 Minuten braten, bis das Hähnchen durchgebraten ist und der Saft austritt.
Variationstipp: Für mediterrane Hähnchenflügel können Sie dieses Rezept auch mit Hähnchenschenkeln und -flügeln ohne Haut ausprobieren.
Pro Portion: Kalorien 1450; Fett 48,39 g; Natrium 2511 mg; Kohlenhydrate 211,85 g; Ballaststoffe 58,6 g; Zucker 16,7 g; Eiweiß 67,89 g

Zitronenhähnchen auf gebratenem Gemüse

Vorbereitungszeit: 55 Minuten | **Kochzeit:** 45 Minuten | **Portionen:** 4
6 Esslöffel kaltgepresstes Olivenöl, aufgeteilt
4 große Knoblauchzehen, zerdrückt
1 Esslöffel getrocknetes Basilikum

1 Esslöffel getrocknete Petersilie
1 Esslöffel Salz
½ Esslöffel Thymian
4 Hähnchenschenkel mit Haut und Knochen
6 mittelgroße Portobello-Pilze, geviertelt
1 große Zucchini, in Scheiben geschnitten
1 große Karotte, in dünne Scheiben geschnitten
⅛ Tasse entsteinte Kalamata-Oliven
8 Stück sonnengetrocknete Tomaten (optional)
½ Tasse trockener Weißwein
1 Zitrone, in Scheiben geschnitten

1. 4 Esslöffel Olivenöl, Basilikum, Petersilie, Salz und Thymian sowie die Knoblauchzehen in eine kleine Schüssel geben und mischen, bis alles gut vermischt ist. Die Hälfte der Marinade in einer Schüssel oder einem Glas aufbewahren, die andere Hälfte zum Marinieren der Hähnchenschenkel für etwa 30 Minuten verwenden. 2. Heizen Sie den Ofen auf 430ºF vor. 3. Erhitzen Sie die restlichen 2 Esslöffel Olivenöl bei mittlerer bis hoher Hitze in einer großen Pfanne oder einem ofenfesten Topf. Das Hähnchen 3 bis 5 Minuten auf jeder Seite anbraten, bis es goldbraun ist, und beiseite stellen. 4. In der gleichen Pfanne Zucchini, Karotten und Portobello-Pilze etwa 5 Minuten lang anbraten, bis sie leicht gebräunt sind. 5. Die Oliven, die sonnengetrockneten Tomaten und die Hähnchenschenkel (falls verwendet) hinzufügen. Die Hähnchenschenkel mit Wein glasieren. 6. Die Pfanne schließen und die Hähnchenschenkel etwa 10 Minuten bei mittlerer bis niedriger Hitze garen. 7. Die Pfanne öffnen und in den Ofen schieben. Weitere 15 Minuten garen, bis die Hähnchenhaut knusprig ist und der Bratensaft ausläuft. Einige Zitronenscheiben darauf legen.
Tipp für die Zutaten: Achten Sie beim Vorbereiten des Hähnchens darauf, die überschüssige Haut zu entfernen. Um das in den Zucchini, Zwiebeln und Paprika eingeschlossene Wasser zu entfernen, sollten Sie sie anbraten, bevor Sie das Hähnchen in den Ofen schieben. So wird das Hähnchen knusprig und das Gemüse behält seinen Geschmack.
Pro Portion: Kalorien 1503; Fett 149,39g; Natrium 2165mg; Kohlenhydrate 9,69g; Ballaststoffe 1,6g; Zucker 3,3g; Protein 32,14g

Knusprig mit Rosmarin gebackene Hähnchenschenkel

Vorbereitungszeit: 20 Minuten | **Kochzeit:** 20 Minuten | **Portionen:** 4 bis 6
5 Esslöffel kaltgepresstes Olivenöl, aufgeteilt
3 mittelgroße Schalotten, gewürfelt
4 Knoblauchzehen, geschält und zerdrückt
1 Zweig Rosmarin
2 bis 2½ Pfund Hähnchenschenkel mit Knochen und Haut (etwa 6 Stück)
2 Teelöffel koscheres Salz
¼ Teelöffel frisch gemahlener schwarzer Pfeffer
1 Zitrone, saftig und geschält

⅓ Tasse natriumarme Hühnerbrühe

1. 3 Esslöffel Olivenöl in eine große Sauteuse oder Pfanne bei mittlerer Hitze geben. Knoblauch und Schalotten hineingeben und etwa eine Minute lang anbraten, bis sie duften. Den Rosmarinzweig hinzufügen. 2. Das Hähnchen mit Salz und Pfeffer würzen. Mit der Hautseite nach unten in die Pfanne legen und etwa 3 bis 5 Minuten anbraten. 3. Sobald es halb durchgebraten ist, das Huhn umdrehen und mit Zitronensaft und -würze beträufeln. 4. Die Hühnerbrühe in die Pfanne gießen, abdecken und weitere 10 bis 15 Minuten kochen, bis das Huhn durchgebraten ist und der Saft klar ist.
Zubereitungstipp: Bereiten Sie die Schalotten und den Knoblauch im Voraus vor, damit Sie beim Zusammenstellen des Gerichts weniger Zeit zum Hacken benötigen.
Pro Portion: Kalorien 870; Fett 86,41 g; Natrium 1149mg; Kohlenhydrate 5,18g; Ballaststoffe 0,5g; Zucker 1,22g; Protein 18,25g

Rote Paprika, gefüllt mit cremigem Pesto

Vorbereitungszeit: 15 Minuten | **Kochzeit:** 15 Minuten | **Portionen:** 2

Antihaft-Kochspray
3 große Paprikaschoten, halbiert
2 Esslöffel kaltgepresstes Olivenöl, plus mehr zum Garnieren
¼ Tasse gekochte Kichererbsen
½ geraspelte Karotte
2 Knoblauchzehen, gehackt
1 Pfund Puten- oder Hühnerfleisch
Salz
Frisch gemahlener schwarzer Pfeffer
1 Tasse gekochter brauner Reis
½ Tasse halbierte Kirschtomaten
½ Zucchini, gewürfelt
1 Esslöffel getrocknete italienische Kräutermischung
2 Esslöffel gehackte schwarze Oliven
6 Esslöffel zubereitetes Pesto
½ Tasse zerkleinerte italienische Käsemischung

1. Heizen Sie den Ofen auf 350°F vor. Eine mittelgroße Auflauf- oder Glasbackform leicht mit Kochspray einsprühen. 2. In einem mittelgroßen Topf Wasser zum Kochen bringen und auf ein gleichmäßiges Köcheln reduzieren. Bevor Sie jede Paprikahälfte etwa 3 Minuten köcheln lassen, verwenden Sie eine Zange, um die Paprikaschoten im Wasser abzusenken, damit sie weich werden. Aus dem Wasser nehmen und in einem Sieb abtropfen lassen. 3. Eine große Pfanne oder Sauteuse mit Olivenöl einfetten und bei mittlerer bis hoher Hitze erhitzen. Die Kichererbsen und die Karotte etwa 5 Minuten lang sautieren, bis sie weich sind. Den Knoblauch in die Pfanne geben und 1 Minute lang anbraten, bis er duftet. 4. Den Truthahn mit Pfeffer und Salz würzen, in die Pfanne geben und schwenken, damit er gleichmäßig gar wird. Kurz bevor der Truthahn durchgebraten ist, die Kirschtomaten, den

Reis, die Zucchini und die Kräuter hinzugeben und weitere 5 bis 7 Minuten anbraten, bis der Truthahn durchgebraten ist. 5. Herausnehmen und die Oliven unterrühren. Die vorbereiteten Paprikahälften in die gefettete Auflaufform geben. 6. Jede Paprika mit 1 Esslöffel Pesto und etwas italienischem Käse bestreuen. Die Füllung gleichmäßig auf die Paprikahälften verteilen. 7. Die Paprikaschoten etwa 7 bis 10 Minuten lang backen, bis sie durcherhitzt sind. Die Paprikaschoten vor dem Servieren 10 Minuten ruhen lassen. Beträufeln Sie sie mit einem Schuss Olivenöl und genießen Sie Ihr Festmahl!

Variations-Tipp: Es gibt eine Vielzahl verschiedener Pesto-Saucen, von traditionell bis nussfrei und milchfrei. Sie können sie auch durch Ihre rote Lieblingssoße oder ein leichtes italienisches Dressing ersetzen, um den Geschmack abzuwandeln.

Pro Portion: Kalorien 1181; Fett 62,32 g; Natrium 1634 mg; Kohlenhydrate 91,48 g; Ballaststoffe 8 g; Zucker 6,67 g; Eiweiß 66,87 g

Leckeres gefülltes Huhn

Vorbereitungszeit: 10 Minuten | **Kochzeit:** 20 Minuten | **Für alle:** 4

⅓ Tasse gekochter brauner Reis
1 Teelöffel Schawarma-Gewürzmischung
4 (6 Unzen) entbeinte Hühnerbrüste ohne Haut
1 Esslöffel Harissa
3 Esslöffel kaltgepresstes Olivenöl, aufgeteilt
Salz
Frisch gemahlener schwarzer Pfeffer
4 kleine getrocknete Aprikosen, halbiert
⅓ Tasse zerbröckelter Feta
1 Esslöffel gehackte frische Petersilie

1. Den Ofen auf 375°F vorheizen. 2. Den Reis und das Schawarma-Gewürz in einer mittelgroßen Schüssel mischen und beiseite stellen. 3. Die Hähnchenbrüste fast in der Mitte durchschneiden, dabei wie ein Buch aufklappen und an der dicksten Stelle beginnen. 4. Das Harissa mit 1 Esslöffel Olivenöl in einer nicht zu großen Schüssel verrühren. Das Hähnchen mit dem Harissa-Öl säubern und mit Pfeffer und Salz würzen. Da das Harissa eine angenehme Schärfe mitbringt, können Sie das Hähnchen ruhig etwas dicker bestreichen, um mehr Würze zu erhalten. 5. Geben Sie 1 bis 2 Esslöffel Reis auf eine Seite jeder Hähnchenbrust und schichten Sie dann 2 Aprikosenhälften in jede Brust. Den Feta zwischen den Hähnchenbrüsten verteilen und die andere Seite über die Füllung klappen, um sie zu schließen. 6. In einer ofenfesten Pfanne oder Bratpfanne 2 Esslöffel Olivenöl erhitzen und die Hähnchenbrüste von jeder Seite etwa 2 Minuten anbraten. Dann die Pfanne für 15 Minuten in den Ofen schieben, bis sie durchgegart sind und der Saft klar herausläuft. 7. Beim Servieren mit Petersilie garnieren. Die Füllung in der Hühnerbrust neigt dazu, über Nacht im Kühlschrank auszutrocknen, aber Sie können sie am nächsten Tag mit einem Spritzer des vorbereiteten Pestos wieder aufwärmen, um ihr Feuchtigkeit zu verleihen.

Variationstipp: Wenn Sie keine Hähnchenbrust zur Verfügung haben, können Sie auch Hähnchenschenkel ohne Haut verwenden.
Pro Portion: Kalorien 332; Fett 11,84 g; Natrium 573 mg; Kohlenhydrate 13,6 g; Ballaststoffe 1,2 g; Zucker 8,56 g; Eiweiß 40,77 g

Gefülltes Hähnchen mit Spinat und Feta

Vorbereitungszeit: 10 Minuten | **Kochzeit:** 25 Minuten | **Für alle:** 2

4 Esslöffel kaltgepresstes Olivenöl, aufgeteilt
½ Tasse gehackte Schalotten
1 Zitrone, geschält und entsaften
1 Knoblauchzehe, gehackt
⅓ Tasse gehackter Babyspinat
½ Tasse zerbröckelter Feta-Käse
4 entsteinte und fein gehackte Kalamata-Oliven
Salz
Frisch gemahlener schwarzer Pfeffer
2 Hühnerbrüste ohne Knochen und ohne Haut
2 Teelöffel Weizenvollkornmehl

1. Heizen Sie den Ofen auf 350°F vor. 2. 2. 2 Esslöffel Olivenöl in eine ofenfeste, antihaftbeschichtete Sauteuse oder Pfanne geben und bei mittlerer Hitze erhitzen, bis es schimmert. 3. Die Schalotten hinzufügen und 3 bis 5 Minuten lang kochen, bis sie glasig sind. Den Saft, den Knoblauch und die Zitronenschale hinzufügen und etwa 1 Minute lang erhitzen, bis sie duften. 4. Den Spinat hinzufügen und 3 bis 5 Minuten lang umrühren, bis er durch und durch erhitzt ist und der überwiegende Teil des Wassers aus dem Spinat herausgekocht ist. 5. Die Spinat-Schalotten-Mischung in eine Schüssel geben. Halten Sie die Pfanne sauber und stellen Sie sie beiseite. Oliven und Feta-Käse unter die Spinatmischung rühren. Mit Pfeffer und Salz würzen. 6. Die Hähnchenbrüste fast in der Mitte durchschneiden, dabei die Brüste wie ein Buch aufklappen und an der dicksten Stelle beginnen. Achten Sie darauf, nicht zu tief zu schneiden. 7. Vergessen Sie nicht, mit Pfeffer und Salz zu würzen. Eine Seite jeder Hähnchenbrust mit der anderen Seite über die Füllung klappen und mit der Hälfte der Schalotten-Spinat-Mischung belegen. 8. Mit Zahnstochern die Seiten zusammenhalten. Das Hähnchen leicht mit Mehl, Salz und Pfeffer bestäuben. 9. Die Pfanne wieder auf hohe Hitze stellen und das gefüllte Hähnchen 2 Minuten auf jeder Seite anbraten. Wichtiger ist, dass die Pfanne in den Ofen geschoben wird, sobald alle Seiten gebraten sind. Wenn die Pfanne trocken aussieht, die restlichen 2 Esslöffel Olivenöl in die Pfanne geben, während sie brät. 10. 15 bis 20 Minuten backen, bis der Saft kristallklar ist und die Brüste durchgebraten sind.
Variationstipp: Für ein kräftigeres, robusteres Geschmacksprofil können Sie statt Feta auch Blauschimmelkäse verwenden.
Pro Portion: Kalorien 589; Fett 40,59g; Natrium 1108mg; Kohlenhydrate 10,42g; Ballaststoffe 2,2g; Zucker 3,74g; Protein 45,66g

Hähnchenspieße mit Joghurt-Gurkensoße

Vorbereitungszeit: 45 Minuten | **Kochzeit:** 20 Minuten | **Portionen:** 2

½ Tasse kaltgepresstes Olivenöl, aufgeteilt
½ große Zitrone, entsaftet
2 Knoblauchzehen, gehackt
½ Teelöffel Za'atar-Gewürz
Salz
Frisch gemahlener schwarzer Pfeffer
1 Pfund Hähnchenbrust ohne Knochen und Haut, in 1¼-Zoll-Würfel geschnitten
1 große rote Paprika, in 1¼-Zoll-Stücke geschnitten
2 kleine Zucchini (fast 1 Pfund), in etwas weniger als ½ Zoll dicke Scheiben geschnitten
2 große Schalotten, in Viertel gewürfelt
Tzatziki-Soße

1. Zitronensaft, Knoblauch, Za'atar, Pfeffer, Salz und ⅓ Tasse Olivenöl in einer Schüssel verrühren. 2. In einer mittelgroßen Schüssel die Olivenölmischung über das Hähnchen gießen. Das Huhn in die Marinade drücken. Abschütteln und 45 Minuten lang in den Kühlschrank stellen. Während das Huhn mariniert, die Holzspieße etwa 30 Minuten lang in Wasser einweichen. 3. Die Zucchini, den Pfeffer und die Schalotten mit den restlichen 2½ Esslöffeln Olivenöl beträufeln und leicht salzen. 4. Den Ofen auf 500°F vorheizen und ein Backblech in den Ofen schieben. 5. Auf jeden Spieß eine rote Paprikaschote, 2 Hähnchenteile, Schalotten und Zucchini aufspießen und wiederholen. Die Spieße auf das heiße Backblech legen und 7 bis 9 Minuten garen, oder bis das Hähnchen durchgebraten ist. Nach der Hälfte der Garzeit einmal umdrehen. Halten Sie die Spieße mit der Tzatziki-Sauce warm.

Variationstipp: Wenn Sie kein Za'atar-Gewürz haben, können Sie ¼ Teelöffel getrockneten Thymian, ¼ Teelöffel getrockneten Oregano und ¼ Teelöffel gemahlenen Koriander hinzufügen, um ein ähnliches Geschmacksprofil zu erhalten.

Tipp: Marinieren Sie das Gericht nicht länger als eine Stunde, sonst wird das Huhn durch die Säure weich.

Pro Portion: Kalorien 812; Fett 60,16g; Natrium 859mg; Kohlenhydrate 14,3g; Ballaststoffe 2,5g; Zucker 5,92g; Protein 53,59g

Fleischbällchen nach marokkanischer Art

Vorbereitungszeit: 10 Minuten | **Kochzeit:** 10 Minuten | **Portionen:** 4-6

2 große Schalotten, gewürfelt
2 Esslöffel fein gehackte Petersilie
2 Teelöffel Paprika
1 Teelöffel gemahlener Kreuzkümmel
½ Teelöffel gemahlener Koriander
½ Teelöffel Knoblauchpulver
½ Teelöffel Salz

½ Teelöffel frisch gemahlener schwarzer Pfeffer
⅛ Teelöffel gemahlener Kardamom
1 Pfund Hühnerfleisch
½ Tasse Allzweckmehl, zum Überziehen
¼ Tasse Olivenöl, aufgeteilt

1. Kardamom, Pfeffer, Salz, Knoblauchpulver, Koriander, Kreuzkümmel, Schalotten, Petersilie und Paprika in einer Schüssel vermengen. Gut mischen. 2. Das Hähnchenfleisch in die Gewürzmischung geben und gut vermischen, bevor es zu etwa 1 cm dicken, abgeflachten Kugeln geformt wird. 3. Das Mehl in eine Schüssel geben und damit bestreuen. Die Kugeln in das Mehl tauchen, bis sie bedeckt sind. 4. So viel Öl in eine Sauteuse oder Pfanne geben, dass der Boden bedeckt ist, und bei mittlerer Hitze erhitzen. Die Fleischbällchen schubweise und unter häufigem Wenden auf jeder Seite 2 bis 3 Minuten braten, bis sie durchgebraten sind. 5. In einem Fladenbrot servieren und mit dem Apfelsaft-Joghurt-Dressing bestreichen. Bei Bedarf zwischen den einzelnen Chargen mehr Öl zugeben.
Zubereitungstipp: Mischen Sie die Kräuter am Wochenende, um ein stressfreies, schmackhaftes Fleischbällchenessen unter der Woche zuzubereiten.
Pro Portion: Kalorien 893; Fett 62,11g; Natrium 753mg; Kohlenhydrate 35,36g; Ballaststoffe 3,8g; Zucker 4,34g; Protein 47,52g

Hähnchen-Burger nach griechischer Art

Vorbereitungszeit: 10 Minuten | **Kochzeit:** 10 Minuten | **Für alle:** 4
1 Pfund Hühnerfleisch
¼ Tasse fein gehackte rote Zwiebel
3 Esslöffel fein gehackter roter Pfeffer
3 Esslöffel zerbröckelter Feta-Käse
3 Esslöffel Panko-Brotkrumen
1 Knoblauchzehe, gehackt
1 Teelöffel gehackter frischer Oregano
¼ Teelöffel Salz
⅛ Teelöffel frisch gemahlener schwarzer Pfeffer
Fladenbrot, zum Servieren
Eingelegte Zwiebeln, zum Servieren
Hummus, zum Servieren

1. In einer großen Schüssel Pfeffer, Salz, Oregano, Knoblauch, Panko, Feta, Paprika, Hähnchen und Zwiebel vermengen. Gut mischen und zu 8 Patties formen. 2. Den Grill auf mittlere Hitze vorheizen. 3. Die Burger auf jeder Seite etwa 4 bis 5 Minuten grillen, bis der Saft austritt und die Patties durchgebraten sind. Eingelegte Zwiebeln und Hummus darauf verteilen. Schneiden Sie die Reste in Würfel und mischen Sie sie unter Ihren Lieblingssalat.
Variationstipp: Für die Zubereitung auf dem Herd eine antihaftbeschichtete Pfanne bei mittlerer Hitze erhitzen und 4 bis 5 Minuten auf jeder Seite braten, bis sie gar sind.

Pro Portion: Kalorien 406; Fett 20,9g; Natrium 619mg; Kohlenhydrate 25,98g; Ballaststoffe 2g; Zucker 4,63g; Protein 27,19g

Leckere Hähnchen-Fleischbällchen

Vorbereitungszeit: 20 Minuten | **Kochzeit:** 20 Minuten | **Für alle:** 4

2 Dosen (1 Pfund) tiefgekühlter gehackter Spinat, aufgetaut
1 mittelgroße Schalotte, gerieben
1 Pfund Hühnerfleisch
¾ Tasse zerbröckelter Feta-Käse
2 Esslöffel Za'atar-Gewürz
¼ Tasse kaltgepresstes Olivenöl
4 Vollkornfladenbrote, zum Servieren
Tzatziki-Soße, zum Servieren
⅓ kernlose Gurke, geschält und in Stücke geschnitten, zum Servieren

1. Den Backofen im Voraus auf 400°F vorheizen. 2. Wenn der Ofen vorheizt, halten Sie den Spinat bitte ganz trocken. Vergessen Sie nicht, ihn bei Bedarf mit Papiertüchern abzuwischen. 3. In einer Schüssel den Spinat mit einer Gabel zerdrücken, um Klumpen zu lösen, und die geriebene Schalotte zu dem Spinat geben. Den Feta, das Hähnchenfleisch und das Za'atar-Gewürz zu der Spinat-Schalotten-Mischung geben und mit dem Olivenöl beträufeln. 4. Alle Zutaten zusammengeben und die Masse zu 10 bis 15 Frikadellen formen. Die Frikadellen leicht flachdrücken (damit sie nicht herumrollen) und in eine antihaftbeschichtete Backform legen. 5. Bis die Fleischbällchen goldbraun und durchgebraten sind, oder 10 bis 12 Minuten backen. 6. In eine Pita legen und mit Tzatziki-Sauce und Gurken belegen.

Variationstipp: Sie haben kein Za'atar-Gewürz für dieses Hähnchen? Ihr Lieblings-Grillgewürz ist ein schmackhafter Ersatz.

Pro Portion: Kalorien 503; Fett 30,28g; Natrium 986mg; Kohlenhydrate 26,43g; Ballaststoffe 6,4g; Zucker 4,1g; Protein 32,56g

Petersilienhuhn mit Kartoffeln

Vorbereitungszeit: 5 Minuten **| Kochzeit: 25** Minuten **| Für alle:** 6

1½ Pfund entbeinte, hautlose Hähnchenschenkel, in 1-Zoll-Würfel geschnitten
1 Esslöffel kaltgepresstes Olivenöl
1½ Pfund Yukon-Gold-Kartoffeln, ungeschält, in ½-Zoll-Würfel geschnitten (etwa 6 kleine Kartoffeln)
2 Knoblauchzehen, gehackt (etwa 1 Teelöffel)
¼ Tasse trockener Weißwein oder Apfelessig
1 Tasse Hühnerbrühe mit niedrigem Natriumgehalt oder ohne Salzzusatz
1 Esslöffel Dijon-Senf
¼ Teelöffel koscheres oder Meersalz

¼ Teelöffel frisch gemahlener schwarzer Pfeffer
1 Tasse gehackte frische glatte (italienische) Petersilie, einschließlich Stiele
1 Esslöffel frisch gepresster Zitronensaft (½ kleine Zitrone)

1. Das Hähnchen mit ein paar Papiertüchern trocken tupfen. Erhitzen Sie das Öl in einer großen Pfanne bei mittlerer bis hoher Hitze. Das Hähnchen hineingeben und etwa 5 Minuten braten, dabei erst umrühren, wenn das Hähnchen auf einer Seite braun geworden ist. Nehmen Sie das Hähnchen mit einem Schaumlöffel aus der Pfanne und legen Sie es auf einen Teller; es wird halb reif sein. Die Pfanne auf dem Herd beiseite stellen. 2. Die Kartoffeln in die Pfanne geben und 5 Minuten lang kochen, dabei erst umrühren, wenn die Kartoffeln auf einer Seite goldbraun und knusprig geworden sind. Die Kartoffeln an den Rand der Pfanne schieben. Später den Knoblauch hinzufügen und etwa 1 Minute lang unter ständigem Rühren kochen. Den Wein dazugeben und etwa 1 Minute lang kochen lassen, bis das Essen fast trocken ist. Den Senf, das Salz, die Hühnerbrühe, den Pfeffer und die reservierten Hühnerteile hinzugeben. Schließlich die Hitze auf hohe Stufe stellen und zum Kochen bringen. 3. Nach dem Kochen die Pfanne abdecken, die Hitze auf mittlere bis niedrige Stufe reduzieren und etwa 10 bis 12 Minuten kochen, bis die Kartoffeln zart sind und die Innentemperatur des Huhns auf einem Fleischthermometer 165°F misst und die Säfte klar sind. 4. In der letzten Kochminute die Petersilie unterrühren. Vom Herd nehmen, den Zitronensaft unterrühren und das Gericht genießen.
Zubereitungstipp: Sie fragen sich vielleicht, warum wir Sie bitten, das Huhn trocken zu tupfen (oder das Fleisch im türkischen Lammeintopf trocken zu tupfen). Ohne eine trockene Oberfläche auf dem Geflügel oder Fleisch bekommt es keine schön gebräunte Kruste.
Pro Portion: Kalorien 402; Fett 17,26g; Natrium 721mg; Kohlenhydrate 30,81g; Ballaststoffe 3,7g; Zucker 1,41g; Protein 31,13g

Hähnchen mit Romesco-Soße

Vorbereitungszeit: 5 Minuten **| Kochzeit: 20** Minuten **| Für alle:** 6
1½ Pfund Hühnerbrüste ohne Knochen und Haut, in 6 Stücke geschnitten
1 Karotte, halbiert
1 Staudensellerie, halbiert
½ Zwiebel, halbiert
2 Knoblauchzehen, zerdrückt
3 Zweige frischen Thymian oder Rosmarin
1 Tasse Romesco-Dip
2 Esslöffel gehackte frische glatte (italienische) Petersilie
¼ Teelöffel frisch gemahlener schwarzer Pfeffer

1. Das Huhn in einen mittelgroßen Topf geben. Mit Wasser auffüllen, bis etwa ein Zoll Flüssigkeit über dem Huhn steht. Geben Sie einige Gemüsesorten hinzu, z. B. Sellerie, Zwiebel, Knoblauch, Thymian und Karotten. Dann verschließen und zum Kochen bringen. Die Hitze auf niedrige Stufe reduzieren (und dabei abgedeckt lassen) und 12 bis 15 Minuten kochen, oder bis die Innentemperatur des Huhns auf einem Fleischthermometer

165°F misst und die Säfte klar sind. 2. Das Hähnchen aus dem Wasser nehmen und etwa 5 Minuten lang beiseite stellen. 3. Wenn Sie essen wollen, verteilen Sie eine ¾ Tasse des Romesco-Dips auf dem Boden einer Servierplatte. Die Hähnchenbrüste darauf anrichten und mit dem restlichen Romesco-Dip beträufeln. Zum Schluss die Oberseiten mit Pfeffer und Petersilie bestreuen.
Vorbereitungstipp: Das Pochieren von Hühnerbrust oder -schenkeln ist eine narrensichere Methode, um saftiges, feuchtes Hühnerfleisch zu erhalten. Deanna verwendet diese Methode gerne für ihre Pastina-Hühnersuppe mit Grünkohl. Sie können die übrig gebliebene Kochflüssigkeit als selbstgemachte Hühnerbrühe verwenden, nachdem Sie das Gemüse mit einem Sieb entfernt haben.
Pro Portion: Kalorien 343; Fett 16,89 g; Natrium 883 mg; Kohlenhydrate 18,06 g; Ballaststoffe 1,3 g; Zucker 1,96 g; Eiweiß 28,55 g

Gegrillte Oregano-Hähnchenspieße mit Zucchini und Oliven

Vorbereitungszeit: 10 Minuten | **Kochzeit:** 20 Minuten | **Für alle:** 4

Antihaft-Kochspray
¼ Tasse kaltgepresstes Olivenöl
2 Esslöffel Balsamico-Essig
1 Teelöffel getrockneter Oregano, zwischen den Fingern zerdrückt
1 Pfund Hähnchenbrust ohne Knochen und Haut, in 1½-Zoll-Stücke geschnitten
2 mittelgroße Zucchini, in 1-Zoll-Stücke geschnitten (etwa 2½ Tassen)
½ Tasse Kalamata-Oliven, entkernt und halbiert
2 Esslöffel Olivenlake
¼ Tasse zerrissene frische Basilikumblätter

1. Streichen Sie den kalten Grill mit Antihaft-Kochspray ein. Erhitzen Sie den Grill auf mittlere bis hohe Stufe. 2. Essig, Oregano und Öl in einer kleinen Schüssel verquirlen. Verteilen Sie die Marinade auf zwei große Plastikbeutel mit Reißverschluss. 3. Das Hähnchen in einen Beutel und die Zucchini in den anderen Beutel geben. Verschließen und die Marinade in Huhn und Zucchini einmassieren. Das Hähnchen auf 6 (12-Zoll-) Holzspieße und die Zucchini auf 8 oder 9 (12-Zoll-) Holzspieße stecken. 4. Die Spieße schubweise 5 Minuten lang auf dem Grill garen, grillen und mehr als 5 Minuten lang wenden, bis der Hühnerfleischsaft klar austritt. 5. Hähnchen und Zucchini in einer relativ großen Schüssel von den Spießen lösen und in die Schüssel geben. Mit dem Basilikum, der Olivenlake und den Oliven mischen und servieren.
Zubereitungstipp: Sie können dieses Gericht auch ohne die Spieße in einer großen Pfanne oder Grillpfanne auf dem Herd zubereiten. Die Hähnchenteile etwa 8 Minuten braten, oder bis die Innentemperatur des Hähnchens auf einem Fleischthermometer 165°F beträgt und der Saft klar ist, dabei gelegentlich umrühren. Aus der Pfanne nehmen und die Zucchini unter gelegentlichem Rühren 8 bis 10 Minuten kochen, bis sie weich sind. Das Hähnchen, die Zucchini und die restlichen Zutaten in einer großen Schüssel vermengen.
Pro Portion: Kalorien 334; Fett 20,11g; Natrium 716mg; Kohlenhydrate 3,04g; Ballaststoffe 0,8g; Zucker 1,21g; Protein 34,54g

Hähnchentender mit Mandelkruste und Honig

Vorbereitungszeit: 10 Minuten | **Kochzeit: 20** Minuten | **Für alle:** 4

Antihaft-Kochspray
1 Esslöffel Honig
1 Esslöffel Vollkorn- oder Dijon-Senf
¼ Teelöffel koscheres oder Meersalz
¼ Teelöffel frisch gemahlener schwarzer Pfeffer
1 Pfund Hähnchenbrust ohne Knochen und Haut oder Filetstücke
1 Tasse Mandeln (etwa 3 Unzen)

1. Den Ofen auf 425°F vorheizen. Ein großes, umrandetes Backblech mit Pergamentpapier auslegen. Ein Drahtgitter auf das mit Pergamentpapier ausgelegte Backblech stellen und das Gitter gut mit Antihaft-Kochspray bestreichen. 2. Pfeffer, Salz, Senf und Honig in einer großen Schüssel vermischen. Das Hähnchen hinzufügen und vorsichtig umrühren. Beiseite stellen. 3. Die Mandeln sollten in etwa die Größe von Sonnenblumenkernen haben; nehmen Sie eine kleine Küchenmaschine oder ein Messer, um sie grob zu hacken. Schütten Sie die Nüsse auf ein großes Blatt Pergamentpapier und verteilen Sie sie darauf. Die beschichteten Hähnchenteile in die Nüsse drücken, bis sie von allen Seiten gleichmäßig bedeckt sind. Das Hähnchen auf das vorbereitete Drahtgestell legen. 4. Nach etwa 15 bis 20 Minuten Backzeit oder bis die Innentemperatur des Hähnchens auf einem Fleischthermometer 165°F misst und die Säfte klar werden, können Sie es sofort essen.

Zubereitungstipp: Wir verwenden gerne Pergamentpapier, um viele Aufgaben in der Küche zu erleichtern. Oft legen wir unsere Backbleche damit aus, damit das Aufräumen nach dem Kochen ein Kinderspiel ist. Und damit sich das Pergamentpapier beim Auslegen eines Backblechs nicht aufrollt: Knautschen Sie es zu einer Kugel und drücken Sie es dann flach, dann bleibt es glatt und flach.

Pro Portion: Kalorien 236; Fett 11,18 g; Natrium 1379 mg; Kohlenhydrate 12,85 g; Ballaststoffe 2,9 g; Zucker 5,36 g; Eiweiß 23,82 g

REZEPTE FÜR FISCH UND MEERESFRÜCHTE

Gegrillter Lachs à l'Orange

Vorbereitungszeit: 10 Minuten | **Kochzeit:** 25 Minuten | **Für alle:** 4

½ Tasse kaltgepresstes Olivenöl, aufgeteilt
2 Esslöffel Balsamico-Essig
2 Esslöffel Knoblauchpulver, geteilt
1 Esslöffel Kreuzkümmelsamen
1 Teelöffel Meersalz, geteilt
1 Teelöffel frisch gemahlener schwarzer Pfeffer, geteilt
2 Teelöffel geräucherter Paprika
4 (8 Unzen) Lachsfilets, ohne Haut
2 kleine rote Zwiebeln, in dünne Scheiben geschnitten
½ Tasse halbierte Campari-Tomaten
1 kleine Fenchelknolle, der Länge nach in dünne Scheiben geschnitten
1 große Karotte, in dünne Scheiben geschnitten
8 mittelgroße Portobello-Pilze
8 mittelgroße Radieschen, in ⅛ Zoll dicke Scheiben geschnitten
½ Tasse trockener Weißwein
½ Limette, geschält
Eine Handvoll Korianderblätter
½ Tasse halbierte, entsteinte Kalamata-Oliven
1 Orange, in dünne Scheiben geschnitten
4 geröstete Süßkartoffeln, der Länge nach in Keile geschnitten

1. Den Ofen im Voraus auf 375ºF vorheizen. 2. In eine mittelgroße Schüssel 6 Esslöffel Olivenöl, Balsamico-Essig, 1 Esslöffel Knoblauchpulver, Kreuzkümmel, ¼ Teelöffel Meersalz, ¼ Teelöffel Pfeffer und Paprika geben und zu einer Sauce verrühren. Den Lachs in die Schüssel geben und 10 Minuten marinieren lassen. In dieser Zeit können Sie das Gemüse für die spätere Verwendung vorbereiten. 3. Erhitzen Sie eine ofenfeste Pfanne oder Bratpfanne auf mittlerer Stufe und braten Sie die Oberseite des Lachses etwa 2 Minuten lang an, bis sie leicht gebräunt ist. Für die spätere Verwendung beiseite stellen. 4. Die nicht verwendeten 2 Esslöffel Olivenöl in dieselbe Pfanne geben. Sobald es heiß ist, die zuvor geschnittenen Tomaten, Zwiebeln, Fenchel, Karotten, Pilze, Radieschen, den restlichen 1 Teelöffel Knoblauchpulver, ¾ Teelöffel Salz und ¾ Teelöffel Pfeffer hinzufügen. Gut mischen und 5 bis 7 Minuten kochen, bis es duftet. Wein zugeben und gut verrühren. 5. Den gekochten Lachs mit der braunen Seite nach oben auf die Gemüsemischung legen. Den Fisch mit Limettenschale und Koriander bestreuen und die Oliven darum verteilen. Orangenscheiben über den Fisch legen und weitere 7 Minuten warten. Die in Scheiben geschnittenen Süßkartoffeln auf das Backblech geben und mit dem Lachs zusammen zurücklegen. 6. Nach dem Herausnehmen aus dem Ofen mit einem Deckel abdecken und noch 3 Minuten geduldig warten.

Pro Portion: Kalorien 862; Fett 40g; Natrium 1439mg; Kohlenhydrate 71,87g; Ballaststoffe 10,6g; Zucker 9,87g; Protein 56,27g

Pikante Forelle mit gebratenem mediterranem Salat

Vorbereitungszeit: 10 Minuten | **Kochzeit:** 30 Minuten | **Portionen:** 4

2 Pfund Regenbogenforellenfilets (etwa 6 Filets)
Salz
Gemahlener weißer Pfeffer
1 Esslöffel kaltgepresstes Olivenöl
1 Pfund Spargel
4 mittelgroße goldene Kartoffeln, in dünne Scheiben geschnitten
1 Frühlingszwiebel, in dünne Scheiben geschnitten, grüne und weiße Teile getrennt
1 Knoblauchzehe, fein gehackt
1 große Karotte, in dünne Scheiben geschnitten
2 Roma-Tomaten, gewürfelt
8 entsteinte Kalamata-Oliven, gewürfelt
¼ Tasse gemahlener Kreuzkümmel
2 Esslöffel getrocknete Petersilie
2 Esslöffel Paprika
1 Esslöffel Gemüsebrühwürze
½ Tasse trockener Weißwein

1. Den Fisch mit etwas weißem Pfeffer und Salz würzen und für die spätere Verwendung beiseite stellen. 2. Das Öl bei mittlerer Hitze in einer großen Sauteuse oder Pfanne erhitzen. Den vorbereiteten Spargel, die Kartoffeln, den weißen Teil der Frühlingszwiebeln und den Knoblauch hineingeben und unter Rühren 5 Minuten lang anbraten, bis sie duften, dann die geschnittenen Karotten, Tomaten und Oliven hinzufügen. 5 bis 7 Minuten weitergaren, bis die Karotten leicht weich sind. 3. Kreuzkümmel, Petersilie, Paprika und Gemüsebrühe hinzufügen und mit Salz abschmecken. Nach dem Umrühren die Forelle obenauf legen, dann den Wein über das Gemüse gießen. 4. Zugedeckt bei schwacher Hitze 5 bis 7 Minuten garen, bis der Fisch mit einer Gabel leicht zerfällt und der Saft klar ist. Das Gericht auf einem Teller anrichten und mit den Frühlingszwiebeln garnieren.
Pro Portion: Kalorien 581; Fett 17,8g; Natrium 346mg; Kohlenhydrate 51,7g; Ballaststoffe 10,6g; Zucker 7,2g; Protein 55,9g

Gebratener Branzino mit Rosmarin und Zitrone

Vorbereitungszeit: 15 Minuten | **Kochzeit:** 30 Minuten | **Portionen:** 2

4 Esslöffel kaltgepresstes Olivenöl, aufgeteilt
2 (8 Unzen) Branzino-Filets, vorzugsweise mindestens 1 Zoll dick
1 Knoblauchzehe, gehackt
1 Bund Frühlingszwiebeln, nur der weiße Teil, in dünne Scheiben geschnitten
½ Tasse entsteinte und in Scheiben geschnittene Kalamata-Oliven oder andere schwarze Oliven guter Qualität
1 große Karotte, in ¼-Zoll-Ringe geschnitten
10 bis 12 kleine Kirschtomaten, halbiert

½ Tasse trockener Weißwein
2 Esslöffel Paprika
2 Teelöffel koscheres Salz
½ Esslöffel gemahlener Chili, vorzugsweise türkischer oder Aleppo-Pfeffer
2 Rosmarinzweige oder 1 Esslöffel getrockneter Rosmarin
1 kleine Zitrone, in sehr dünne Scheiben geschnitten

1. Eine große, mikrowellengeeignete Sauteuse oder Pfanne bei starker Hitze etwa 2 Minuten lang vorheizen. Vorsichtig 1 Esslöffel Olivenöl hineingießen und erhitzen, bis es schimmert (10 bis 15 Sekunden). Die Branzino-Filets 2 Minuten lang anbraten, dann vorsichtig die Hautseite nach unten drehen und weitere 2 Minuten braten, bis sie gebräunt sind. Die Branzino-Filets herausnehmen und zur späteren Verwendung beiseite stellen. 2. 2. 2 Esslöffel Olivenöl auf die Innenseite der Pfanne gießen, um sie gleichmäßig zu beschichten. Knoblauch, Frühlingszwiebeln, Kalamata-Oliven, Karotten und Tomaten hinzufügen und unter Rühren 5 Minuten lang braten, bis das Gemüse weich ist. Nachdem Sie mit dem Wein eine Soße hergestellt haben, legen Sie den Fisch vorsichtig auf die Soße. 3. Heizen Sie den Ofen auf 450ºF vor. 4. Während der Ofen aufheizt, die Filets mit 1 Esslöffel Olivenöl bestreichen und mit Paprika, Salz und Chilipfeffer bestreuen, um sie zu würzen. Jedes Filet mit einem Rosmarinzweig und mehreren Zitronenscheiben belegen. Die Oliven über den Fisch und um das Gericht herum streuen. 5. Etwa 10 Minuten braten, bis die Zitronenscheiben gebräunt oder angesengt sind.
Pro Portion: Kalorien 1126; Fett 81,77g; Natrium 3755mg; Kohlenhydrate 53,5g; Ballaststoffe 8,9g; Zucker 13,5g; Protein 49,3g

Gebratene Shrimps und Orzo-Salat

Vorbereitungszeit: 10 Minuten | **Kochzeit:** 10 Minuten | **Portionen:** 4
1 Tasse Orzo
1 Gewächshausgurke, entkernt und in Stücke geschnitten
½ Tasse fein gewürfelte rote Zwiebel
2 Esslöffel kaltgepresstes Olivenöl
2 Pfund (16 bis 18 Stück) Garnelen, geschält und entdarmt
3 Zitronen, entsaftet
Salz
Frisch gemahlener schwarzer Pfeffer
¾ Tasse zerbröckelter Feta-Käse
2 Esslöffel getrockneter Dill
1 Tasse gehackte frische Blattpetersilie

1. Die Gurke schälen und entkernen, um einen bitteren Unterton zu vermeiden, wenn Sie möchten. 2. Einen großen Topf mit kochend heißem Wasser vorbereiten, dann Orzo hineingeben. Mit einem Deckel abdecken und die Hitze reduzieren. 15-18 Minuten warten, bis der Orzo weich ist, dann den Orzo mit einem Sieb aus dem Wasser nehmen und abkühlen lassen. 3. Eine weitere Schüssel vorbereiten, die geschnittene rote Zwiebel und

die Gurke in die Schüssel geben und zur späteren Verwendung beiseite stellen. Eine geeignete Pfanne vorbereiten, das Olivenöl erhitzen und die verarbeiteten Garnelen hineingeben. Bei schwacher Hitze unter Rühren 2 Minuten lang braten, bis sie rosa werden. 4. Geben Sie die gekochten Garnelen in die Schüssel mit den vorbereiteten Gurken und roten Zwiebeln. Nach dem Hinzufügen von Zitronensaft, Salz und Pfeffer leicht, aber kräftig umrühren. Feta und Dill darüber geben, vorsichtig umrühren und mit Petersilie abschließen.

Variations-Tipp: Versuchen Sie es mit halbierten Kirschtomaten für noch mehr Geschmack und Farbe!

Pro Portion: Kalorien 440; Fett 16,81g; Natrium 2470mg; Kohlenhydrate 18,43g; Ballaststoffe 3g; Zucker 3,77g; Protein 53,78g

Schnelle Meeresfrüchte-Paella mit Gemüse

Vorbereitungszeit: 20 Minuten | **Kochzeit:** 20 Minuten | **Für alle:** 4

¼ Tasse plus 1 Esslöffel Olivenöl extra vergine
1 große Zwiebel, fein gehackt
2 Tomaten, geschält und gewürfelt
1½ Esslöffel Knoblauchpulver
1½ Tassen mittelkörniger spanischer Paellareis oder Arborio-Reis
2 Möhren, fein gewürfelt
Salz
1 Esslöffel edelsüßes Paprikapulver
8 Unzen Hummerfleisch oder Krabben in Dosen
½ Tasse gefrorene Erbsen
3 Tassen Hühnerbrühe, bei Bedarf auch mehr
1 Tasse trockener Weißwein
6 Jumbo-Garnelen, ungeschält
⅓ Pfund Calamari-Ringe
1 Zitrone, halbiert

1. In einer großen Sauteuse oder Pfanne (ideal sind 16 Zoll) das Öl bei mittlerer Hitze erhitzen, bis kleine Blasen aus dem Öl entweichen. Die Zwiebel hinzufügen und unter Rühren etwa 3 Minuten lang anbraten, bis sie duftet, dann die gehackten Tomaten und das vorbereitete Knoblauchpulver hinzufügen. Unter Rühren 5 bis 10 Minuten braten, bis die Masse sämig ist. 2. Den Reis, die Karotten, das Salz, das Paprikapulver, den Hummer und die Erbsen zugeben und kräftig durchrühren. Die Hühnerbrühe in einem Topf oder in der Mikrowelle bis fast zum Siedepunkt erhitzen und dann zur Reismischung geben. Bei mittlerer und niedriger Hitze köcheln lassen, dann den Wein hinzufügen. 3. Nach dem Verteilen der Reismischung den Deckel auflegen und 10 Minuten bei schwacher Hitze köcheln lassen, während der Wartezeit ab und zu umrühren, damit die Pfanne oder die Pfanne nicht festklebt. 4. Nachdem die Garnelen auf dem Reis verteilt wurden, den Deckel auflegen und weitere 5 Minuten warten. Wenn der Reis ausgetrocknet aussieht, zusätzliche Brühe in die Pfanne geben. 5. Rechtzeitig die Calamari-Ringe hinzufügen. Die Zutaten häufig

umschwenken. Nach etwa 2 Minuten werden die Ringe undurchsichtig. Die Pfanne rechtzeitig vom Herd nehmen, damit sie nicht festkleben. Den Reis auf einem Teller anrichten und mit frischem Zitronensaft beträufeln.
Variationstipp: Wenn Sie Zugang zu frischen Meeresfrüchten haben, können Sie gedämpfte Venusmuscheln zu diesem Gericht hinzufügen, um es zu verfeinern.
Pro Portion: Kalorien 563; Fett 31,51 g; Natrium 790 mg; Kohlenhydrate 54,5 g; Ballaststoffe 13,5 g; Zucker 8,7 g; Eiweiß 30,8 g

Würziger Schwertfisch mit zerkleinerten Marcona-Mandeln

Vorbereitungszeit: 25 Minuten | **Kochzeit:** 15 Minuten | **Für alle:** 4

½ Tasse Mandelmehl
¼ Tasse zerstoßene Marcona-Mandeln
½ bis 1 Teelöffel Salz, geteilt
2 Pfund Schwertfisch, vorzugsweise 1 Zoll dick
1 großes Ei, verquirlt (optional)
¼ Tasse reiner Apfelwein
¼ Tasse kaltgepresstes Olivenöl, plus mehr zum Braten
3 bis 4 Zweige glatte Petersilie, gehackt
1 Zitrone, entsaftet
1 Esslöffel spanisches Paprikapulver
5 mittelgroße Baby-Portobello-Pilze, gehackt (optional)
4 oder 5 gehackte Frühlingszwiebeln, sowohl grüne als auch weiße Teile
3 bis 4 Knoblauchzehen, geschält
¼ Tasse gehackte entsteinte Kalamata-Oliven

1. Einen Essteller vorbereiten, das Mehl und die gemahlenen Marcona-Mandeln darauf verteilen und das Salz untermischen. Abwechselnd das Mehl, die Mandeln und ¼ Teelöffel Salz in einen großen Plastikbeutel geben. Den Fisch hineingeben und mit der Mehlmischung bestreichen. Wenn der Fisch eine dickere Schicht braucht, wiederholen Sie diesen Schritt, nachdem Sie den Fisch in das Ei getaucht haben (falls verwendet). 2. Einen Messbecher vorbereiten, Apfelwein, ¼ Tasse Olivenöl, Petersilie, Zitronensaft, Paprika und ¼ Teelöffel Salz hinzufügen. Gut mischen und beiseite stellen. 3. In einer großen Sauteuse oder Pfanne mit schwerem Boden das Olivenöl bis zu einer Tiefe von ⅛ Zoll einfüllen und auf mittlerer Stufe erhitzen. Sobald das Öl heiß ist, den Fisch hineingeben und 3 bis 5 Minuten anbraten, dann den Fisch umdrehen und die vorbereiteten Pilze (falls verwendet), Frühlingszwiebeln, Oliven und Knoblauch hinzufügen. Weitere 3 Minuten braten. Sobald die andere Seite des Fischs braun ist, den Fisch aus der Pfanne nehmen und beiseite stellen. 4. Die Apfelweinmischung aus dem Messbecher in die Pfanne gießen und gut mit dem Gemüse vermischen. Die Mischung über den gebratenen Fisch geben und mit der Sauce bei mittlerer bis niedriger Hitze 10 Minuten garen, bis der Fisch mit einer Gabel leicht zerfällt. Den Fisch vorsichtig aus der Pfanne nehmen und auf einem Teller anrichten. Die Sauce über den Fisch löffeln. Dieses leckere Gericht kann mit weißem Reis oder Bratkartoffeln gegessen werden oder am nächsten Tag auf einem Salat übrig bleiben.

Variationstipp: Probieren Sie dieses Gericht mit Lachs-, Heilbutt- oder Wolfsbarschfilet, wenn kein Schwertfisch verfügbar ist. Wenn Sie keine Marcona-Mandeln finden, können Sie gesalzene, ungeröstete Mandeln oder Walnüsse verwenden.
Pro Portion: Kalorien 389; Fett 41,7g; Natrium 551mg; Kohlenhydrate 11,97g; Ballaststoffe 5,5g; Zucker 3,38g; Protein 52,7g

Kabeljau à la Romana in Sauce

Vorbereitungszeit: 15 Minuten | **Kochzeit:** 25 Minuten | **Für alle:** 2

1 Pfund dickes Kabeljaufilet, in 4 Portionen geschnitten
¼ Teelöffel Paprika
¼ Teelöffel Zwiebelpulver (optional)
3 Esslöffel kaltgepresstes Olivenöl
4 mittelgroße Frühlingszwiebeln
½ Tasse frisch gehacktes Basilikum, geteilt
3 Esslöffel gehackter Knoblauch (optional)
2 Teelöffel Salz
2 Teelöffel frisch gemahlener schwarzer Pfeffer
¼ Teelöffel trockener Majoran (optional)
6 Scheiben sonnengetrocknete Tomaten
½ Tasse trockener Weißwein
½ Tasse zerbröckelter Feta-Käse
1 (15 Unzen) Dose Artischockenherzen in Öl verpackt, abgetropft
1 Zitrone, in Scheiben geschnitten
1 Tasse entsteinte Kalamata-Oliven
1 Teelöffel Kapern (optional)
4 kleine rote Kartoffeln, geviertelt

1. Den Ofen im Voraus auf 375ºF vorheizen. 2. Den Fisch mit Paprika und Zwiebelpulver (falls verwendet) würzen. 3. Eine ofenfeste Pfanne oder Bratpfanne vorbereiten und bei mittlerer Hitze erhitzen, dann die Oberseite des Kabeljaus etwa 1 Minute lang anbraten, bis er goldbraun ist. Beiseite stellen. 4. Das Olivenöl in dieselbe Pfanne geben und bei mittlerer Hitze erhitzen. Eine Mischung aus Schalotten, ¼ Tasse Basilikum, Knoblauch (falls verwendet), Salz, Pfeffer, Majoran (falls verwendet), Tomaten und Weißwein herstellen. Zum Kochen bringen und beiseite stellen. 5. Den Boden der Pfanne gleichmäßig mit der Sauce bedecken lassen. Dann den Fisch gleichmäßig auf der Tomaten-Basilikum-Sauce anrichten und mit Feta-Käse bestreuen. Die Artischocken in die Pfanne geben und mit Zitronenscheiben belegen. 6. Nach dem Bestreuen mit Oliven, Kapern (falls verwendet) und der restlichen ¼ Tasse frischem Basilikum den Fisch im vorgeheizten Ofen 15 bis 20 Minuten backen, bis er sich mit einer Gabel leicht ablösen lässt. 7. In der Zwischenzeit die geviertelten Kartoffeln auf ein Backblech legen (oder in Alufolie einwickeln) und 15 Minuten backen, bis sie gabelzart sind.

Variationstipp: Wenn Fisch nicht Ihr Lieblingseiweiß ist, probieren Sie dieses Gericht mit 1 Pfund Krabben und/oder Jakobsmuscheln. Schalentiere haben einen weniger "fischigen" Geschmack und sind leicht zu verarbeiten.
Pro Portion: Kalorien 1383; Fett 56,5g; Natrium 4187mg; Kohlenhydrate 167,7g; Ballaststoffe 35,9g; Zucker 21,9g; Protein 65g

Geschmorter Branzino mit Frühlingszwiebeln und Kalamata-Oliven

Vorbereitungszeit: 15 Minuten | **Kochzeit:** 15 Minuten | **Portionen:** 2 bis 3

¾ Tasse trockener Weißwein
2 Esslöffel Weißweinessig
1 Esslöffel Honig
2 Esslöffel Speisestärke, aufgeteilt
1 großer Branzino, in Butter gebraten
2 Esslöffel Paprika
2 Esslöffel Zwiebelpulver
½ Esslöffel Salz
6 Esslöffel kaltgepresstes Olivenöl, aufgeteilt
1 große Tomate, in ¼-Zoll-Würfel geschnitten
4 Frühlingszwiebeln, sowohl grüne als auch weiße Teile, in dünne Scheiben geschnitten
4 Kalamata-Oliven, entkernt und zerkleinert
4 Knoblauchzehen, in dünne Scheiben geschnitten

1. In einer Schüssel Wein, Essig, Honig und 2 Teelöffel Speisestärke gut vermischen, bis sich der Honig aufgelöst hat. Beiseite stellen. 2. Die überschüssige Feuchtigkeit von der Oberfläche des Fisches abtrocknen und den Fisch mit der Hautseite nach unten auf eine Arbeitsfläche legen. Den Fisch mit Paprika, Zwiebelpulver und Salz bestreuen. Mit 2 Esslöffeln Olivenöl beträufeln. 3. Eine große Sauteuse oder Pfanne bei starker Hitze etwa 2 Minuten lang vorheizen. Sobald die Pfanne heiß ist, vorsichtig 2 Esslöffel Olivenöl hineingeben und warten, bis es 10 bis 15 Sekunden schimmert. Den Branzino mit der Hautseite nach oben anbraten und etwa 2 Minuten warten. Vorsichtig die Hautseite nach unten drehen und weitere 2 Minuten braten; beiseite stellen. 4. Die restlichen 2 Esslöffel Öl auf die Innenseite der Pfanne gießen, um sie gleichmäßig zu beschichten. Tomaten, Frühlingszwiebeln, Oliven und Knoblauch hinzufügen und unter Rühren 5 Minuten lang anbraten. Die Wein-Essig-Mischung zugeben und rühren, bis sich alle Zutaten gut verbunden haben. Den Fisch (mit der Hautseite nach unten) vorsichtig in die Sauce legen, die Hitze auf mittlere bis niedrige Stufe reduzieren und weitere 5 Minuten garen. Mit einer Gabel oder einem Schaumlöffel auf einen Teller geben. 5. Wer noch etwas übrig hat, kann es mit Röstkartoffeln oder gedämpftem braunem Reis servieren.
Pro Portion: Kalorien 455; Fett 29g; Natrium 1560mg; Kohlenhydrate 22,68g; Ballaststoffe 3,8g; Zucker 9,28g; Protein 27,3g

Marokkanischer knuspriger Wolfsbarsch mit Sauce

Vorbereitungszeit: 15 Minuten | **Kochzeit:** 40 Minuten | **Portionen:** 4

¾ Teelöffel Safran
½ Teelöffel gemahlener Kreuzkümmel
¼ Teelöffel koscheres Salz
¼ Teelöffel frisch gemahlener schwarzer Pfeffer
1½ Pfund Seebarschfilets, etwa ½ Zoll dick
8 Esslöffel kaltgepresstes Olivenöl, aufgeteilt
8 Knoblauchzehen, aufgeteilt (4 gehackte Zehen und 4 in Scheiben geschnitten)
6 mittelgroße Baby-Portobello-Pilze, gehackt
1 große Karotte, schräg in Scheiben geschnitten
2 sonnengetrocknete Tomaten, in dünne Scheiben geschnitten (optional)
2 Esslöffel Tomatenmark
1 (15-Unzen) Dose Kichererbsen, abgetropft und abgespült
1½ Tassen natriumarme Gemüsebrühe
¼ Tasse Weißwein
1 Esslöffel gemahlener Koriander (optional)
1 Tasse in Scheiben geschnittene, in Olivenöl marinierte Artischockenherzen
½ Tasse entsteinte Kalamata-Oliven
½ Zitrone, Saft
½ Zitrone, in dünne Scheiben geschnitten
4 bis 5 Rosmarinzweige oder 2 Esslöffel getrockneter Rosmarin
Frischer Koriander, zum Garnieren

1. In einer kleinen Rührschüssel eine Mischung aus 1 Teelöffel Kurkuma, Safran, Kreuzkümmel, Salz und Pfeffer herstellen. Beide Seiten des Fischs mit der Gewürzmischung würzen. 3 Esslöffel Olivenöl hinzugeben und sicherstellen, dass der Fisch gut mit den Gewürzen und dem Olivenöl bedeckt ist. 2. Eine große Sauteuse oder Pfanne vorbereiten, 2 Esslöffel Olivenöl hineingeben und bei mittlerer Hitze erhitzen, bis es schimmert, aber nicht raucht. Die Oberseite des Wolfsbarschs etwa 1 Minute lang anbraten, bis er goldbraun ist. Herausnehmen und beiseite stellen. 3. In dieselbe Pfanne den gehackten Knoblauch geben, kurz anbraten und regelmäßig umrühren, bis er duftet. Die geschnittenen Pilze, die Karotte, die getrockneten Tomaten (falls verwendet) und das Tomatenmark hinzufügen und 3 bis 4 Minuten bei mittlerer Hitze unter häufigem Rühren braten, bis sie duften. Die Kichererbsen, die Brühe, den Wein, den Koriander (falls verwendet) und den in Scheiben geschnittenen Knoblauch hinzufügen. Den restlichen ½ Teelöffel gemahlenen Kurkuma einrühren. Bei Bedarf die Hitze erhöhen und zum Kochen bringen, dann die Hitze auf Köcheln reduzieren. Die Soße etwa 20 Minuten zugedeckt köcheln lassen, bis sie eindickt. 4. Den gebratenen Fisch vorsichtig in die Pfanne legen. Etwas von der Sauce über den Fisch gießen. Die Artischocken, die Oliven, die Zitronenscheiben, den Zitronensaft und die Rosmarinzweige dazugeben. Weitere 10 Minuten kochen, bis der Fisch gar und blättrig ist. Mit frischem Koriander garnieren.

Serviervorschlag: Servieren Sie dazu Ihr Lieblingskrustenbrot, -getreide oder -reis.

Variationstipp: Verwenden Sie statt Wolfsbarsch Zobelfisch, der auch als schwarzer Kabeljau bekannt ist.
Pro Portion: Kalorien 959; Fett 61,2g; Natrium 1159mg; Kohlenhydrate 59,5g; Ballaststoffe 19,4g; Zucker 26,16g; Protein 55,4g

Gebratene Lachspastetchen à la Puttanesca

Vorbereitungszeit: 10 Minuten | **Kochzeit:** 20 Minuten | **Für alle:** 2

2 Frühlingszwiebeln, sowohl der weiße als auch der grüne Teil, in dünne Scheiben geschnitten
¼ Tasse leichte Mayonnaise
3 Esslöffel Dijon-Senf
1 großes Ei, verquirlt
1 Esslöffel frisch gepresster Zitronensaft
1 Esslöffel getrocknete Petersilie
1 Teelöffel Paprika
1 Teelöffel rote Paprikaflocken
½ Esslöffel koscheres Salz
¼ Teelöffel frisch gemahlener schwarzer Pfeffer
4 Unzen frischer Lachs (übrig gebliebener Lachs eignet sich gut), fein gewürfelt
½ Tasse Panko-Brotkrumen
2 Esslöffel kaltgepresstes Olivenöl, plus mehr nach Bedarf

1. Eine große Schüssel vorbereiten, Frühlingszwiebeln, Mayonnaise, Senf, Ei, Zitronensaft, Petersilie, Paprika, rote Paprikaflocken, Salz und Pfeffer hinzugeben und gut vermengen. 2. Den Lachs und die Pankobrösel in die Schüssel geben und nach gutem Umrühren 2 gleich große Patties formen. 3. Das Öl bei mittlerer Hitze in der vorbereiteten großen Sauteuse oder Pfanne erhitzen. Die Patties 3 bis 4 Minuten pro Seite braten, bis sie golden und knusprig sind. Auf Papiertüchern abtropfen lassen. 4. Sie können die Frikadellen mit Spinat und Zitronenspalten essen oder sie mit anderen Lebensmitteln belegen, um Ihren eigenen Burger zu kreieren!
Variationstipp: Wenn kein frischer Lachs zur Verfügung steht, lässt sich dieses Gericht auch hervorragend mit Lachs aus der Dose zubereiten. Ich empfehle die Marke Wild Planet; ihre Meeresfrüchte in Dosen schmecken so frisch.
Pro Portion: Kalorien 379; Fett 30,66g; Natrium 2531mg; Kohlenhydrate 9,6g; Ballaststoffe 2,5g; Zucker 1,76g; Protein 17g

Gebackener spanischer Lachs mit Gemüse

Vorbereitungszeit: 10 Minuten | **Kochzeit:** 20 Minuten | **Für alle:** 4

2 kleine rote Zwiebeln, in dünne Scheiben geschnitten
1 Tasse geschabte Fenchelknollen
1 Tasse Kirschtomaten

15 grüne, mit Pimiento gefüllte Oliven
Salz
Frisch gemahlener schwarzer Pfeffer
1 Teelöffel Kreuzkümmelsamen
½ Teelöffel geräucherter Paprika
4 (8 Unzen) Lachsfilets
½ Tasse natriumarme Hühnerbrühe
2 bis 4 Esslöffel kaltgepresstes Olivenöl
2 Tassen gekochter Couscous

1. Die Backofenroste in die Mitte des Ofens schieben und den Ofen auf 375ºF vorheizen. 2. Bereiten Sie 2 Backbleche vor und verteilen Sie die Zwiebeln, Tomaten, Fenchel und Oliven darauf. Mit Salz, Pfeffer, Kreuzkümmel und Paprikapulver würzt man sie. 3. Den Fisch auf das Gemüse in den 2 Backblechen legen, mit Salz würzen. Die Brühe vorsichtig und gleichmäßig über die 2 Backbleche gießen und die Backbleche mit einem leichten Strahl Olivenöl beträufeln, dann die Backbleche in den Ofen schieben. 4. Das Gemüse und den Fisch 20 Minuten lang backen, nach der Hälfte der Zeit kontrollieren, damit sie nicht anbrennen. Über Couscous servieren.
Variations-Tipp: Wenn kein Lachs zur Verfügung steht, probieren Sie den nächsten herzhaften Lieblingsfisch, z. B. Schwertfisch.
Pro Portion: Kalorien 498; Fett 17,54 g; Natrium 467 mg; Kohlenhydrate 32,7 g; Ballaststoffe 4,8 g; Zucker 8,64 g; Eiweiß 51,1 g

Knusprige Fischstäbchen mit Polenta

Vorbereitungszeit: 15 Minuten | **Kochzeit:** 10 Minuten | **Für alle:** 4
2 große, leicht geschlagene Eier 1 Esslöffel 2%ige Milch
1 Pfund gehäutete Fischfilets (Kabeljau, Tilapia oder anderer Weißfisch), etwa ½ Zoll dick, in 20 (1 Zoll breite) Streifen geschnitten
½ Tasse gelbes Maismehl
½ Tasse Vollkorn-Panko-Brotkrumen oder Vollkorn-Brotkrumen
¼ Teelöffel geräucherter Paprika
¼ Teelöffel koscheres oder Meersalz
¼ Teelöffel frisch gemahlener schwarzer Pfeffer
Antihaft-Kochspray

1. Ein großes, umrandetes Backblech in den Ofen schieben und den Ofen auf 400°F vorheizen, wobei die Pfanne im Inneren bleibt. 2. In einer großen Schüssel die Eier und die Milch verrühren. Die Fischstreifen in die Eimischung geben und mit einer Gabel leicht umrühren, damit sie später überzogen werden. 3. Pfeffer, Maismehl, Semmelbrösel, geräucherten Paprika und Salz in einen viertelgroßen Plastikbeutel mit Reißverschluss geben. Den Fisch mit einer Gabel oder einer Zange in den Beutel geben und die überschüssige Eimasse in die Schüssel abtropfen lassen, bevor man ihn umfüllt. Den Beutel verschließen und leicht schütteln, um sicherzustellen, dass jedes Fischstäbchen

gleichmäßig bedeckt ist. 4. Nehmen Sie das heiße Backblech mit den Handschuhen vorsichtig aus dem Ofen und sprühen Sie es mit Antihaft-Spray ein. Die Fischstäbchen mit einer Gabel oder Zange aus dem Beutel nehmen und auf das vorbereitete Backblech legen, mit etwas Abstand dazwischen, damit die heiße Luft zirkulieren und sie knusprig machen kann. 5. 5. 5 bis 8 Minuten backen, bis der Fisch bei leichtem Druck mit einer Gabel zerfällt, dann kann das Gericht serviert werden.

Zubereitungstipp: Die oben beschriebene Technik zum Panieren des Fisches macht keinen Ärger und eignet sich gut für kleinere Fischstäbchen oder Hähnchen-Nuggets. Wenn Sie eine Gabel verwenden und den Fisch in einen Beutel geben, werden Ihre Finger nicht schmutzig und mit Teig bedeckt.

Pro Portion: Kalorien 250; Fett 3,55g; Natrium 526mg; Kohlenhydrate 28,4g; Ballaststoffe 1,3g; Zucker 0,5g; Protein 23,94g

Lachs mit Gemüse - Pfannengerichte

Vorbereitungszeit: 5 Minuten | **Kochzeit:** 15 Minuten | **Für alle:** 4

1 Esslöffel kaltgepresstes Olivenöl
2 Knoblauchzehen, gehackt (etwa 1 Teelöffel)
1 Teelöffel geräucherter Paprika
1 Pint Trauben- oder Kirschtomaten, geviertelt (etwa 1½ Tassen)
1 (12-Unzen-) Glas geröstete rote Paprika, abgetropft und gehackt
1 Esslöffel Wasser
¼ Teelöffel frisch gemahlener schwarzer Pfeffer
¼ Teelöffel koscheres oder Meersalz
1 Pfund Lachsfilets, ohne Haut, in 8 Stücke geschnitten
1 Esslöffel frisch gepresster Zitronensaft (von ½ mittelgroßen Zitrone)

1. Das Öl in einer großen Pfanne bei mittlerer Hitze erhitzen. Knoblauch und geräucherten Paprika hinzufügen und unter häufigem Rühren 1 Minute lang braten. Tomaten, geröstete Paprika, schwarzen Pfeffer, Salz und Wasser hinzufügen. Zum Köcheln bringen und 3 Minuten bei starker (mittelhoher) Hitze kochen, dabei gelegentlich umrühren und die Tomaten gegen Ende der Kochzeit mit einem Holzlöffel zerdrücken. 2. Den Lachs in die Pfanne geben und einen Teil der Sauce darüber gießen. Zugedeckt 10 bis 12 Minuten garen, oder bis der Lachs durchgebraten ist (145°F mit einem Fleischthermometer) und gerade anfängt zu zerfallen. 3. Den Herd ausschalten, die Pfanne beiseite stellen und die Oberfläche des Fisches mit Zitronensaft beträufeln. Rühren Sie die Soße um und zerteilen Sie den Lachs mit einer Gabel in kleine Stücke. Sie können ihn direkt aus der Pfanne servieren.

Vorbereitungstipp: Es herrscht viel Verwirrung über Wild- und Zuchtfisch, aber unterm Strich können beide Fangmethoden nachhaltig sein. Heutzutage werden sowohl Wild- als auch Zuchtfische oft verantwortungsvoll geerntet, d. h. sie haben nur minimale Auswirkungen auf die Umwelt.

Pro Portion: Kalorien 237; Fett 11,86 g; Natrium 811 mg; Kohlenhydrate 7,75 g; Ballaststoffe 1,8 g; Zucker 4,8 g; Eiweiß 24,76 g

Schneller Tilapia mit roten Zwiebeln und Avocado

Vorbereitungszeit: 10 Minuten | **Kochzeit:** 5 Minuten | **Portionen:** 4

1 Esslöffel kaltgepresstes Olivenöl
1 Esslöffel frisch gepresster Orangensaft
¼ Teelöffel koscheres oder Meersalz
4 (4 Unzen) Tilapia-Filets, eher länglich als quadratisch, mit oder ohne Haut
¼ Tasse gehackte rote Zwiebel (etwa ⅛ Zwiebel)
1 Avocado, entkernt, gehäutet und in Scheiben geschnitten

1. Eine 9-Zoll-Glas-Pieform vorbereiten, Öl, Orangensaft und Salz mit einer Gabel vermengen. Jeweils ein Filet in die Auflaufform legen und drehen, um es von allen Seiten zu bestreichen. Die Filets in einer Wagenrad-Formation anordnen, so dass ein Ende jedes Filets in der Mitte der Form liegt und das andere Ende vorübergehend über den Rand der Form gezogen wird. Auf jedes Filet 1 Esslöffel gehackte Zwiebel geben, dann das über den Rand hängende Ende des Filets in der Mitte über die Zwiebel falten. Am Ende sollten Sie 4 umgeschlagene Filets haben, wobei die Falte am äußeren Rand der Schüssel anliegt und die Enden alle in der Mitte liegen. 2. Decken Sie die Schale mit Frischhaltefolie ab und lassen Sie am Rand einen kleinen Teil offen, damit der Dampf entweichen kann. Die Schale in die Mikrowelle stellen und bei hoher Temperatur etwa 3 Minuten lang garen. Der Fisch ist gar, wenn er sich gerade in Flocken (Stücke) zu teilen beginnt, wenn er mit einer Gabel leicht gedrückt wird. 3. Die Filets mit der Avocado belegen und genießen!
Zubereitungstipp: Da die meisten Fischhäute relativ dünn sind, werden sie in etwa gleich schnell gegart wie das Fischfleisch. Deshalb können Sie diese Mikrowellenmethode sowohl für Fisch mit als auch für Fisch ohne Haut verwenden.
Pro Portion: Kalorien 224; Fett 12,68g; Natrium 208mg; Kohlenhydrate 5,41g; Ballaststoffe 3,5g; Zucker 0,96g; Protein 23,88g

Gegrillter Fisch mit Zitronen

Vorbereitungszeit: 10 Minuten | **Kochzeit:** 10 Minuten | **Für alle:** 4

4 (4-Unzen) Fischfilets, z. B. Tilapia, Lachs, Wels, Kabeljau oder Ihr Lieblingsfisch
Antihaft-Kochspray
3 bis 4 mittelgroße Zitronen
1 Esslöffel kaltgepresstes Olivenöl
¼ Teelöffel frisch gemahlener schwarzer Pfeffer
¼ Teelöffel koscheres oder Meersalz

1. Die überschüssige Feuchtigkeit von der Oberfläche der Filets abtrocknen und 10 Minuten bei Raumtemperatur stehen lassen. In diesen 10 Minuten den kalten Grillrost des Grills mit Antihaft-Kochspray bestreichen und den Grill vorzeitig auf 400°F oder mittelhohe Hitze vorheizen. Oder heizen Sie eine Grillpfanne bei mittlerer bis hoher Hitze auf dem Herd vor. 2. Schneiden Sie eine Zitrone in zwei Hälften und legen Sie eine Hälfte zur späteren Verwendung beiseite. Schneiden Sie die verbleibende Zitronenhälfte und die übrigen

Zitronen in ¼-Zoll-dicke Scheiben. (Sie sollten etwa 12 bis 16 Zitronenscheiben haben.) Nehmen Sie eine kleine Schüssel und pressen Sie 1 Esslöffel Saft von der anderen Zitrone aus. 3. Das Öl in dieselbe Schüssel geben und gut mit dem Zitronensaft vermischen. Beide Seiten des Fischs mit der Ölmischung bestreichen und gleichmäßig mit Pfeffer und Salz bestreuen. 4. Die Zitronenscheiben vorsichtig auf den Grill (oder die Grillpfanne) legen, dabei 3 bis 4 Scheiben in Form eines Fischfilets anordnen und mit den restlichen Scheiben wiederholen. Legen Sie die Fischfilets direkt auf die Zitronenscheiben und grillen Sie sie mit geschlossenem Deckel. (Sie können sie auch mit einem großen Topfdeckel oder Alufolie abdecken, wenn Sie auf dem Herd grillen möchten). Wenden Sie den Fisch erst nach der Hälfte der Garzeit, wenn die Filets mehr als einen halben Zentimeter dick sind (siehe Tipp für die Garzeit). Der Fisch ist fertig und kann serviert werden, wenn er sich bei leichtem Druck mit einer Gabel gerade in Flocken (Stücke) aufzulösen beginnt.
Pro Portion: Kalorien 225; Fett 14,27g; Natrium 220mg; Kohlenhydrate 2,61g; Ballaststoffe 0,2g; Zucker 0,91g; Protein 21,1g

Fischgericht für die Woche in der Pfanne

Vorbereitungszeit: 10 Minuten | **Kochzeit:** 10 Minuten | **Für alle:** 4

Antihaft-Kochspray
2 Esslöffel kaltgepresstes Olivenöl
1 Esslöffel Balsamico-Essig
4 (4 Unzen) Fischfilets, wie Kabeljau oder Tilapia (½ Zoll dick)
2½ Tassen grüne Bohnen (etwa 12 Unzen)
1 Pint Kirsch- oder Traubentomaten (etwa 2 Tassen)

1. Heizen Sie den Ofen auf 400°F vor. Zwei große, umrandete Backbleche mit Antihaft-Kochspray bestreichen. 2. In einer kleinen Schüssel Öl und Essig miteinander verquirlen. Für die spätere Verwendung beiseite stellen. 3. Zwei Fischstücke auf jedes Backblech legen. 4. Grüne Bohnen und Tomaten in einer anderen großen Schüssel mischen. Öl und Essig hinzugeben und vorsichtig umrühren, um sie zu überziehen. Die Hälfte der grünen Bohnenmischung über den Fisch auf dem einen Backblech und die andere Hälfte über den Fisch auf dem anderen Backblech gießen. Den Fisch wenden und mit der Ölmischung einreiben, um ihn zu beschichten. Verteilen Sie das Gemüse gleichmäßig auf den Backblechen, damit die heiße Luft zirkulieren kann. 5. 5. 5 bis 8 Minuten backen, bis der Fisch gerade undurchsichtig und nicht mehr durchsichtig ist. Wenn sich der Fisch bei leichtem Druck mit einer Gabel in Flocken (Stücke) zu teilen beginnt, ist das Gericht fertig und kann auf einem geeigneten Teller serviert werden.
Zubereitungstipp: Um sicherzustellen, dass der Fisch gleichmäßig gart, klappen Sie dünne Teile der Filets um, so dass das gesamte Filet einen halben Zentimeter dick ist.
Pro Portion: Kalorien 278; Fett 18g; Natrium 79mg; Kohlenhydrate 6,3g; Ballaststoffe 2,3g; Zucker 2,32g; Protein 22,4g

FLEISCH-REZEPTE

Gebratene Schweinelende mit Gremolata

Vorbereitungszeit: 15 Minuten | **Kochzeit:** 40 Minuten | **Portionen:** 4-6

1 Tasse Wasser
bis 4 Pfund entbeinter Schweinerückenbraten
2 Esslöffel natives Olivenöl extra, plus mehr zum Einfetten der Bratpfanne
1½ Teelöffel Salz
½ Teelöffel frisch gemahlener schwarzer Pfeffer
¼ Teelöffel gemahlene Muskatnuss
1 Rezept Gremolata

1. Heizen Sie den Ofen auf 400 Grad vor. 2. Ölen Sie einen Bräter ein, der groß genug ist, um den Schweinebraten aufzunehmen, und geben Sie 1 Tasse Wasser hinein. 3. Den Schweinelendenbraten in die Pfanne legen, mit Olivenöl einreiben, salzen, pfeffern und mit Muskatnuss bestreuen. 4. Den Lendenbraten im vorgeheizten Ofen 40 Minuten braten, oder bis ein Fleischthermometer 150°F anzeigt; nach Ablauf der Zeit die Pfanne aus dem Ofen nehmen und 10 bis 15 Minuten ruhen lassen. 5. Schneiden Sie den Schweinebraten in ¼-Zoll-Scheiben und richten Sie ihn auf einer Servierplatte an. Die Gremolata darüber geben oder als Beilage servieren. 6. Der Schweinebraten kann im Kühlschrank etwa 1 Woche aufbewahrt werden. Die Gremolata hält sich 1 Woche im Kühlschrank oder ein paar Monate im Gefrierfach.
Pro Portion: Kalorien 443; Gesamtfett 17,03g; Natrium 738mg; Kohlenhydrate 0,38g; Ballaststoffe 0,1g; Zucker 0,0,4g; Protein 67,81g

Marsala-Schweinekoteletts

Vorbereitungszeit: 10 Minuten | **Kochzeit:** 20 Minuten | **Für alle:** 4

4 dicke Schweinekoteletts
2½ Teelöffel Salz, geteilt
½ Teelöffel frisch gemahlener schwarzer Pfeffer
¼ Teelöffel gemahlener Zimt
2 Esslöffel natives Olivenöl extra, plus mehr zum Einfetten der Pfanne
2 Schalotten, in dünne Scheiben geschnitten
¾ Tasse Hühner- oder Rinderbrühe
⅓ Tasse Marsala-Wein
6 getrocknete Feigen, Stiele abgeschnitten, halbiert
1 Esslöffel gehackte frische Blattpetersilie

1. Die Schweinekoteletts mit Pfeffer, Zimt und 1½ Teelöffeln Salz bestreuen. 2. In der Pfanne das Olivenöl bei starker Hitze erhitzen; die gewürzten Schweinekoteletts hineingeben und 4 Minuten pro Seite braten, bis sie auf beiden Seiten goldbraun sind; die Koteletts herausnehmen und beiseite stellen. 3. Die Schalotten in die Pfanne geben und 5 Minuten anbraten, bis sie zu bräunen beginnen; die Brühe, den Wein, die Feigen und das

restliche Salz hinzugeben und zum Kochen bringen; die Hitze reduzieren und die Flüssigkeit einkochen lassen; die Schweinekoteletts zurückgeben und die Pfanne abdecken; die Schweinekoteletts weitere 3 bis 5 Minuten braten, bis sie gar sind. 4. Die Koteletts auf einer Servierplatte anrichten und mit der Marsala-Sauce übergießen; mit der Petersilie garnieren. Genießen. 5. Die Reste können im Kühlschrank bis zu 5 Tage aufbewahrt werden.
Pro Portion: Kalorien 410; Gesamtfett 20,56g; Natrium 1665mg; Kohlenhydrate 13,47g; Ballaststoffe 1,7g; Zucker 6,66g; Protein 41,28g

Granatapfel-glasierte Lammhaxen mit Gemüse

Vorbereitungszeit: 15 Minuten | **Kochzeit:** 6 Stunden | **Für alle:** 4-6

4 Lammhaxen, je etwa 1 Pfund
2 Teelöffel Salz
1 Teelöffel Paprika
½ Teelöffel frisch gemahlener schwarzer Pfeffer
1 Zwiebel, gewürfelt
2 Möhren, geschält und in Stücke geschnitten
2 Knoblauchzehen, gehackt
2 Esslöffel kaltgepresstes Olivenöl
1 Tasse Granatapfelsaft
¼ Tasse Honig
1 Esslöffel Orangenschale
¼ Tasse gehackte frische glatte Petersilie

1. Die Lammhaxen in einen langsamen Kocher geben und mit Paprika, Salz und Pfeffer würzen; Karotten, Zwiebeln, Knoblauch, Olivenöl, Granatapfelsaft und Honig hinzufügen und gut vermischen. 2. Den Herd abdecken und das Essen 6 Stunden lang bei niedriger Hitze kochen. 3. Nach Ablauf der Garzeit die Orangenschale und die Petersilie hinzugeben; servieren und genießen. 4. Die Lammhaxen können im Kühlschrank 1 Woche oder im Gefrierschrank mehrere Monate aufbewahrt werden. Um das Auftauen zu erleichtern, ist es am besten, das Fleisch vor dem Einfrieren vom Knochen zu lösen.
Pro Portion: Kalorien 471; Gesamtfett 13,67 g; Natrium 1082 mg; Kohlenhydrate 21,34 g; Ballaststoffe 1,3 g; Zucker 18,47 g; Eiweiß 67,52 g

Leckeres Schweinefilet Marsala

Vorbereitungszeit: 10 Minuten | **Kochzeit:** 20 Minuten | **Für alle:** 4

4 (3 Unzen) entbeinte Schweinekoteletts, zurechtgeschnitten
Meersalz
Frisch gemahlener schwarzer Pfeffer
¼ Tasse Vollkornmehl
1 Esslöffel Olivenöl
2 Tassen geschnittene Champignons

½ süße Zwiebel, gewürfelt
1 Teelöffel gehackter Knoblauch
½ Tasse Marsala-Wein
½ Tasse natriumarme Hühnerbrühe
1 Esslöffel Speisestärke
1 Esslöffel gehackte frische Petersilie

1. Die Schweinekoteletts leicht mit Salz und Pfeffer würzen. 2. Das Mehl in einen Teller geben und die Schweinekoteletts von beiden Seiten damit bestäuben, dann den Überschuss abschütteln. 3. In einer geeigneten Schüssel die Hühnerbrühe und die Speisestärke glatt rühren. 4. Das Olivenöl in der Pfanne bei mittlerer Hitze erhitzen; die Schweinekoteletts hineingeben und 10 Minuten lang braten, bis sie durchgebraten und gebräunt sind; nach der Hälfte der Garzeit die Koteletts auf einen sauberen Teller legen. 5. Knoblauch, Zwiebeln und Pilze in die Pfanne geben und 5 Minuten anbraten, bis das Gemüse weich ist; den Wein einrühren, dabei alle Reste aus der Pfanne kratzen und die Flüssigkeit zum Kochen bringen; die Brühe hinzufügen und zum Kochen bringen; die Soße 4 Minuten kochen, bis sie leicht eingedickt ist, dabei gelegentlich umrühren. 6. Die Schweinekoteletts mit der Sauce servieren und mit frischer Petersilie garnieren.
Pro Portion: Kalorien 119; Gesamtfett 5,29g; Natrium 607mg; Kohlenhydrate 11,78g; Ballaststoffe 1,4g; Zucker 2,54g; Protein 6,88g

Gegrilltes Zitronen-Schweinefilet

Vorbereitungszeit: 10 Minuten | **Kochzeit:** 20 Minuten | **Für alle:** 4
¼ Tasse Olivenöl
¼ Tasse gehackter frischer Rosmarin
Saft von 1 Zitrone
Saft und Schale von 1 Limette
1 Teelöffel gehackter Knoblauch
1 Teelöffel gemahlener Kreuzkümmel
Meersalz
12 Unzen Schweinefilet ohne Knochen

1. In einer geeigneten Schüssel das Olivenöl, den Rosmarin, den Zitronensaft, den Limettensaft, die Limettenschale, den Knoblauch, den Kreuzkümmel und das Salz mit einem Schneebesen gut verrühren; das Schweinefilet hinzufügen und mit der Mischung bestreichen; die Schüssel abdecken und das bestrichene Schweinefilet 1 Stunde lang in den Kühlschrank stellen. 2. Heizen Sie den Grill auf mittlere bis hohe Hitze vor. 3. Das Filet 15 bis 20 Minuten lang grillen, bis es eine Innentemperatur von 140 Grad F erreicht hat, dabei mehrmals wenden und während des Garens mit der restlichen Marinade begießen. 4. Nach dem Garen das Schweinefilet herausnehmen, mit Folie abdecken und vor dem Servieren 10 Minuten ruhen lassen.
Pro Portion: Kalorien 261; Gesamtfett 17,44 g; Natrium 1089 mg; Kohlenhydrate 2,57 g; Ballaststoffe 0,4 g; Zucker 0,51 g; Eiweiß 23,16 g

Griechische Rindfleischbällchen mit Kräutern

Vorbereitungszeit: 10 Minuten | **Kochzeit:** 20 Minuten | **Für alle:** 4

Pfund extra mageres Rinderhackfleisch
½ Tasse Panko-Brotkrumen
¼ Tasse geriebener Parmesankäse
¼ Tasse fettarme Milch
2 große Eier
1 Esslöffel gehackte frische Petersilie
1 Teelöffel gehackter frischer Oregano
1 Teelöffel gehackter Knoblauch
¼ Teelöffel frisch gemahlener schwarzer Pfeffer
Meersalz

1. Den Ofen auf 400 Grad vorheizen. 2. Hackfleisch, Semmelbrösel, Parmesankäse, Milch, Eier, Petersilie, Oregano, Knoblauch und Pfeffer in eine geeignete Schüssel geben und gut vermischen, dann leicht salzen. 3. Aus der Rindfleischmasse 1 cm große Frikadellen formen und auf dem Backblech anrichten. 4. Die Fleischbällchen 20 Minuten lang backen, bis sie durchgebraten und gebräunt sind, dabei mehrmals wenden. Mit einer Sauce wie z. B. der Speedy Marinara Sauce oder gefüllt mit einer Pita servieren.
Pro Portion: Kalorien 343; Gesamtfett 21,57g; Natrium 1218mg; Kohlenhydrate 1,18g; Ballaststoffe 0,2g; Zucker 0,12g; Protein 33,26g

Köstliche gefüllte Paprikaschoten

Vorbereitungszeit: 15 Minuten | **Kochzeit:** 45 Minuten | **Portionen:** 6

3 Esslöffel kaltgepresstes Olivenöl
1 große weiße Zwiebel, gewürfelt
½ Pfund Lammhackfleisch
½ Pfund Rinderhackfleisch
1 Esslöffel gehackte sonnengetrocknete Tomaten (optional)
1 Knoblauchzehe, gehackt
1 Teelöffel Salz
1 Teelöffel getrockneter Oregano
¼ Teelöffel frisch gemahlener schwarzer Pfeffer
2 Tassen gekochter Reis
1 (7,5-Unzen) Dose Tomatensauce
2 Esslöffel gehackte frische Blattpetersilie
6 große grüne Paprikaschoten, entkernt und zurückbehalten, Kerne wegwerfen
1 Tasse Hühnerbrühe oder Wasser

1. Ofen auf 350 Grad vorheizen. 2. Olivenöl und Zwiebel in die Pfanne geben und 5 bis 7 Minuten bei starker Hitze anbraten, oder bis die Zwiebel anfängt, braun zu werden; Lamm und Rindfleisch hinzufügen und kochen, bis es nicht mehr rosa ist; Flüssigkeit aus der Pfanne abgießen; Knoblauch, Oregano, Tomatensauce, Salz, schwarzen Pfeffer, Reis und Petersilie hinzufügen und 1 bis 2 Minuten kochen, bis die Sauce andickt. 3. Die Füllung beiseite stellen und 10 bis 15 Minuten ruhen lassen, bevor die Paprikaschoten gefüllt werden. 4. Die vorbereiteten Paprikaschoten mit der Füllung füllen und in eine 9 x 13 Zoll große Bratpfanne legen; jede Paprikaschote mit ihrer Hälfte bedecken und dann vorsichtig das Wasser oder die Brühe in die Pfanne gießen. 5. Die gefüllten Paprikaschoten 30 Minuten lang backen oder bis sie weich sind. Lassen Sie sie vor dem Servieren 10 Minuten ruhen. 6. Gekochte Paprikaschoten können 1 Woche im Kühlschrank aufbewahrt oder für mehrere Monate eingefroren werden.
Pro Portion: Kalorien 421; Gesamtfett 25,03g; Natrium 712mg; Kohlenhydrate 28,55g; Ballaststoffe 10,3g; Zucker 4,91g; Protein 32,88g

Rindergulasch mit Champignons

Vorbereitungszeit: 10 Minuten | **Kochzeit:** 4 Minuten | **Portionen:** 4-6

3 Esslöffel kaltgepresstes Olivenöl
2 Pfund Rindergulaschfleisch
4 Unzen Bauchspeck oder Speck, gewürfelt
1½ Teelöffel Salz
½ Teelöffel frisch gemahlener schwarzer Pfeffer
2 Lauchstangen, Wurzel und Spitze abgeschnitten, in dünne Scheiben geschnitten
2 Knoblauchzehen, in dünne Scheiben geschnitten
2 große Zucchini, in 1-Zoll-Scheiben geschnitten
1 Pfund Champignons, halbiert
1 Esslöffel Tomatenmark
1 Teelöffel Kräuter der Provence
2 Tassen Rotwein

1. Olivenöl, Rindfleisch, Pancetta oder Speck, Salz, Pfeffer, Lauch, Knoblauch, Zucchini, Pilze, Tomatenmark, Kräuter der Provence und Rotwein in den langsamen Kocher geben und vorsichtig umrühren; den Kocher abdecken und das Essen 4 Stunden lang bei starker Hitze garen. 2. Nach Ablauf der Zeit können Sie das Gericht servieren. 3. Dieses Gericht lässt sich im Kühlschrank 1 Woche lang aufbewahren oder mehrere Monate lang einfrieren. Am besten friert man Suppen und Eintöpfe in einzelnen oder doppelten Portionen ein, damit sie leichter auftauen.
Pro Portion: Kalorien 428; Gesamtfett 16,47g; Natrium 1490mg; Kohlenhydrate 9,87g; Ballaststoffe 2g; Zucker 3,84g; Protein 59,72g

Rindergulasch mit Orangenscheiben

Vorbereitungszeit: 15 Minuten | **Kochzeit:** 4 Stunden 10 Minuten | **Portionen:** 4-6

2 Esslöffel kaltgepresstes Olivenöl
3 Pfund Rindergulaschfleisch
2 Teelöffel Salz, geteilt
¼ Teelöffel frisch gemahlener schwarzer Pfeffer
1 große weiße Zwiebel, in Scheiben geschnitten
1 Pfund kleine ganze Champignons
2 große Möhren, geschält und in 1-Zoll-Stücke geschnitten
1 Tasse Orangensaft
Schale von 1 Orange
2 Knoblauchzehen, gehackt
1 (6-Unzen) Dose Tomatenmark
¼ Tasse Balsamico- oder Rotweinessig
3 Esslöffel Honig
2 Teelöffel getrockneter Kreuzkümmel
2 Teelöffel getrockneter Oregano
½ Teelöffel gemahlener Piment
1 Orange, in Scheiben geschnitten
¼ Tasse frische gehackte glatte Petersilie

1. Das Rindergulaschfleisch mit 1 Teelöffel Salz und Pfeffer würzen. 2. Erhitzen Sie das Olivenöl in Ihrer Pfanne bei starker Hitze und geben Sie das gewürzte Fleisch hinein. Achten Sie darauf, dass das Fleisch nicht zu dick wird (Sie braten das Fleisch schubweise) und braten Sie es auf jeder Seite etwa 2 bis 3 Minuten an. 3. Das angebratene Fleisch in den Kochtopf geben; Zwiebeln, Pilze, Karotten, Orangensaft, Orangenschale, Knoblauch, Tomatenmark, Essig, Honig, Kreuzkümmel, Oregano, Piment und das restliche Salz hinzugeben, dann den Kochtopf abdecken und 4 Stunden lang bei starker Hitze kochen. 4. Nach dem Garen den Eintopf auf dem Geschirr anrichten und mit Orangenscheiben und Petersilie garnieren. 5. Dieses Gericht kann 1 Woche lang im Kühlschrank aufbewahrt oder für mehrere Monate eingefroren werden. Frieren Sie es in einzelnen oder doppelten Portionen ein, um es leicht auftauen und servieren zu können.

Pro Portion: Kalorien 349; Gesamtfett 21,85g; Natrium 1461mg; Kohlenhydrate 36,43g; Ballaststoffe 6,1g; Zucker 23,87g; Protein 6,06g

Käsige Lamm-Pita-Brote mit Nüssen

Vorbereitungszeit: 15 Minuten | **Kochzeit:** 25 Minuten | **Für alle:** 4

1 Esslöffel kaltgepresstes Olivenöl
1 kleine Zwiebel, gewürfelt
1 Knoblauchzehe, gehackt
Pfund Lammhackfleisch
1 Teelöffel gemahlener Kreuzkümmel

½ Teelöffel gemahlener Zimt
½ Tasse Tomatensauce
¼ Tasse Rosinen
1 Teelöffel Salz
¼ Teelöffel rote Paprikaflocken (optional)
4 Vollkorn-Pita-Brote
¼ Tasse geröstete Pinienkerne (Pignoli)
2 Unzen Fetakäse, zerkrümelt
¼ Tasse gehackte frische Blattpetersilie

1. Den Ofen auf 375 Grad vorheizen. 2. In der Pfanne das Olivenöl bei starker Hitze erhitzen; Knoblauch und Zwiebel hinzufügen und 5 Minuten lang anbraten, bis sie weich sind; das Lammfleisch hinzufügen und 5 Minuten lang kochen oder bis das Fleisch nicht mehr rosa ist; Kreuzkümmel, Zimt, Rosinen, Tomatensoße, Salz und rote Paprikaflocken hinzufügen und das Essen weitere 5 Minuten lang köcheln lassen oder bis die meiste Flüssigkeit der Tomatensoße verdampft ist. 3. Die Pitabrote auf dem großen Backblech anrichten und die Lammfleischmischung auf die vier Pitabrote verteilen; jedes Pita mit Pinienkernen, Feta und Petersilie belegen. 4. Die Pitabrote etwa 10 Minuten lang backen, bis sie durchgebacken sind und die Pita rösten. Sofort servieren. 5. Die Lammfleischfüllung kann mehrere Tage im Voraus zubereitet werden. In einem luftdicht verschlossenen Behälter im Kühlschrank aufbewahren.
Pro Portion: Kalorien 452; Gesamtfett 25,4g; Natrium 1396mg; Kohlenhydrate 26,91g; Ballaststoffe 5,3g; Zucker 5,7g; Protein 30,59g

Burger mit Prosciutto und frischem Mozzarella

Vorbereitungszeit: 15 Minuten | **Kochzeit:** 10 Minuten | **Für alle:** 4
8 Scheiben italienisches Landbrot oder Ciabatta-Brötchen, halbiert
½ Tasse Pesto
2 Esslöffel Rotweinessig
6 Unzen Prosciutto, in dünne Scheiben geschnitten
½ Pfund frischer Mozzarella, abgetropft und in Scheiben geschnitten
2 Tassen Rucola
1 Teelöffel Salz
¼ Teelöffel rote Paprikaflocken (optional)

1. Auf einer sauberen Arbeitsfläche die Brotscheiben in einer einzigen Lage anordnen; das Pesto auf allen Brotscheiben verteilen. 2. 4 Brotscheiben mit Essig beträufeln, den Prosciutto auf die 4 Brotscheiben verteilen, den Mozzarella auf den Prosciutto legen; jede Brotscheibe mit Rucola belegen, jede Brotscheibe mit Salz und roten Pfefferflocken bestreuen. 3. Diese 4 Brotscheiben mit den anderen 4 Brotscheiben bedecken. 4. Die Burger in die Pfanne geben und so lange braten, bis die Brotscheiben goldbraun sind, der Rucola welk ist und der Käse geschmolzen ist. Sofort servieren.

Pro Portion (einschließlich der roten Paprikaflocken): Kalorien 490; Gesamtfett 29,96g; Natrium 1559mg; Kohlenhydrate 23,88g; Ballaststoffe 2,6g; Zucker 1,77g; Protein 31,85g

Lamm-Minze-Brötchen

Vorbereitungszeit: 15 Minuten | **Kochzeit:** 15 Minuten | **Für alle:** 4

8 kleine runde Brötchen oder Mini-Hamburgerbrötchen
2 Pfund Lammhackfleisch
1 Knoblauchzehe, gehackt
1 Esslöffel Balsamico-Essig
1 Teelöffel Salz
¼ Teelöffel frisch gemahlener schwarzer Pfeffer
½ Tasse Mayonnaise
2 Esslöffel gehackte frische Minze
8 Scheiben Roma-Tomaten
8 dünne Scheiben rote Zwiebel

1. Jedes Brötchen in der Mitte durchschneiden. 2. In einer mittelgroßen Schüssel das Lammfleisch, den Knoblauch, den Essig, das Salz und den Pfeffer vermischen und dann die Mischung zu 8 kleinen Pastetchen formen. 3. Einen Grill auf dem Herd erhitzen und die Patties hineinlegen, ohne sie zu überfüllen; die Patties 3 bis 4 Minuten auf jeder Seite garen oder bis beide Seiten dunkelgolden sind. 4. Nach dem Garen die Patties ruhen lassen und in der Zwischenzeit die Mayonnaise mit der Minze in einer geeigneten Schüssel verrühren. 5. Jedes Brötchen von beiden Seiten mit der Minzmischung bestreichen; jeweils ein Lammfleischpastetchen auf die Unterseite des Brötchens legen und dann mit den roten Zwiebelscheiben und der Tomate belegen. Genießen. 6. Die Lammfrikadellen können 1 Tag im Voraus gemischt und geformt und im Kühlschrank aufbewahrt oder länger eingefroren werden. Vor der Zubereitung der Burger auftauen lassen. Die Minzmayonnaise kann 1 Tag im Voraus zubereitet und im Kühlschrank aufbewahrt werden.
Pro Portion: Kalorien 701; Gesamtfett 40,4g; Natrium 1238mg; Kohlenhydrate 33,42g; Ballaststoffe 5,3g; Zucker 7,15g; Protein 53,31g

Würziges Schweinefleisch mit Tzatziki auf Fladenbrot

Vorbereitungszeit: 90 Minuten | **Kochzeit:** 20 Minuten | **Portionen:** 4-6
Für das Fladenbrot

1 Tasse lauwarmes Wasser
1 Packung aktive Trockenhefe
½ Teelöffel Zucker
1 Tasse Weizenvollkornmehl, aufgeteilt
1¾ Tassen Allzweckmehl, aufgeteilt, plus extra zum Kneten und Rollen
1 Teelöffel Salz

2 Esslöffel kaltgepresstes Olivenöl

Für die Souvlaki

1½ Pfund Schweineschulter, in 1-Zoll-Stücke geschnitten
¼ Tasse kaltgepresstes Olivenöl
2 Esslöffel Rotweinessig
1 Knoblauchzehe, gehackt
1 Teelöffel Salz
1 Teelöffel getrockneter Oregano
6 bis 8 Spieße

So werden die Sandwiches zusammengesetzt

½ rote Zwiebel, in dünne Scheiben geschnitten
1 große reife Tomate, in dünne Scheiben geschnitten
1 Rezept Tzatziki
1 Esslöffel gehackter frischer Oregano

Das Fladenbrot zubereiten 1. Wasser, Hefe und Zucker in einer mittelgroßen Schüssel verrühren; ¼ Tasse Weizenvollkornmehl und ¼ Tasse Allzweckmehl hinzugeben und mit dem Schneebesen glatt rühren; die Mischung 15 Minuten an einem warmen Ort ruhen lassen. 2. Salz, Olivenöl, ¾ Tasse Weizenvollkornmehl und die restliche ¾ Tasse Weizenvollkornmehl hinzugeben und so lange rühren, bis die Mischung zu einem feuchten, klebrigen Teig wird. Nach und nach mehr Mehl hinzugeben und den Teig kneten, bis er weich und klebrig ist. 3. Auf einer sauberen Arbeitsfläche leicht mit Mehl bestreuen und den Teig kneten, bis er glatt, elastisch und leicht klebrig ist. 4. Den Teig zurück in die Schüssel geben, mit Frischhaltefolie abdecken und an einem warmen Ort 1 Stunde lang gehen lassen, damit sich das Volumen verdoppelt. 5. Wenn der Teig aufgegangen ist, ihn durchschlagen und in 6 gleich große Stücke teilen, jedes Stück zu einer Kugel formen; die Kugeln mit Frischhaltefolie abdecken und 10 Minuten ruhen lassen. 6. Den Backofen auf 425 Grad vorheizen und ein großes, schweres Backblech in den heißen Ofen schieben. Während das Backblech aufgeheizt wird, rollen Sie jedes Teigstück zu einer flachen, etwa einen halben Zentimeter dicken Kugel. 7. Das heiße Backblech herausnehmen, schnell 3 gerollte Pitas auf das Blech legen und das Blech wieder in den Ofen schieben. Nach 2 bis 3 Minuten sollte sich der Teig aufblähen; die Pitas umdrehen und weitere 2 bis 3 Minuten backen. Die gebackenen Pitas auf einen mit einem Handtuch ausgelegten Teller legen, um sie warm zu halten. 8. Den Vorgang mit den restlichen Fladenbroten wiederholen.

Souvlaki zubereiten 1. Die Schweineschulterstücke in eine Schüssel geben und mit Olivenöl, Rotweinessig, Knoblauch, Salz und Oregano bestreichen; die Schüssel abdecken und die Stücke mindestens 30 Minuten oder länger marinieren lassen. 2. Heizen Sie den Grill auf höchste Stufe vor. 3. Fädeln Sie das Fleisch auf Spieße. Legen Sie die Fleischspieße auf den Grill und grillen Sie sie 3 bis 4 Minuten auf jeder Seite, bis sie auf allen Seiten goldbraun sind.

Die Sandwiches zusammenstellen 1. Einen Servierteller vorbereiten und eine warme Pita darauf legen. 2. Das Souvlaki von einem Spieß lösen und auf das Fladenbrot legen. 3. Mit roten Zwiebeln, Tomaten und Tzatziki belegen und mit Oregano garnieren. Servieren und genießen.

Pro Portion: Kalorien 575; Gesamtfett 26,96g; Natrium 988mg; Kohlenhydrate 45,78g; Ballaststoffe 4g; Zucker 1,69g; Protein 35,73g

Gefüllte Kohlrouladen mit Rindfleisch

Vorbereitungszeit: 15 Minuten | **Kochzeit:** 33 Minuten | **Für alle:** 4

1 Kopf Grünkohl
Pfund mageres Rinderhackfleisch
½ Tasse langkörniger brauner Reis
4 Knoblauchzehen, gehackt
1 Teelöffel Salz
½ Teelöffel schwarzer Pfeffer
1 Teelöffel gemahlener Zimt
2 Esslöffel gehackte frische Minze
Saft von 1 Zitrone
Kochspray mit Olivenöl
½ Tasse Rinderbrühe
1 Esslöffel Olivenöl

1. Den Kohl in zwei Hälften schneiden und den Strunk entfernen. 12 der größeren Blätter für die Kohlrouladen aufbewahren. 2. Einen großen Topf mit Salzwasser zum Kochen bringen; die Kohlblätter in das heiße Wasser geben und 3 Minuten lang kochen; die Kohlblätter aus dem Wasser nehmen und zur späteren Verwendung beiseite stellen. 3. In einer großen Schüssel das Hackfleisch, den Reis, den Knoblauch, das Salz, den Pfeffer, den Zimt, die Minze und den Zitronensaft vermischen und in 12 gleiche Portionen aufteilen. 4. Heizen Sie Ihre Fritteuse auf 360 Grad vor. Bestreichen Sie eine kleine Auflaufform leicht mit Olivenölspray. 5. Legen Sie den Kohl auf der sauberen Arbeitsfläche ordentlich aus; geben Sie einen Löffel der Rindfleischmischung auf eine Seite des Blattes und falten Sie dann die beiden senkrechten Seiten nach innen und rollen Sie es nach vorne, wobei Sie es fest zusammenrollen; wiederholen Sie die gleichen Schritte für die anderen Rollen. 6. Die fertigen Röllchen in die Auflaufform legen; wenn die Auflaufform nicht groß genug ist, kann man sie übereinander stapeln; die Rinderbrühe über die Kohlröllchen gießen, so dass sie zwischen den Röllchen durchtränkt wird, und dann die Oberseiten mit Olivenöl bestreichen. 7. Die Röllchen 30 Minuten lang bei 360 Grad backen.
Pro Portion: Kalorien 546; Gesamtfett 25,58g; Natrium 751mg; Kohlenhydrate 23,35g; Ballaststoffe 1,5g; Zucker 0,69g; Protein 52,68g

Gefüllte Käse-Rindfleisch-Paprikaschoten

Vorbereitungszeit: 10 Minuten | **Kochzeit:** 30 Minuten | **Portionen:** 4

1 Pfund mageres Rinderhackfleisch
½ Tasse gekochter brauner Reis
2 Roma-Tomaten, gewürfelt

3 Knoblauchzehen, gehackt
½ gelbe Zwiebel, gewürfelt
2 Esslöffel frischer Oregano, gehackt
1 Teelöffel Salz
½ Teelöffel schwarzer Pfeffer
¼ Teelöffel gemahlener Piment
2 Paprikaschoten, halbiert und entkernt
4 Unzen Ziegenkäse
¼ Tasse frische Petersilie, gehackt

1. Heizen Sie Ihre Fritteuse auf 360 Grad vor. 2. Mischen Sie in einer großen Schüssel das Hackfleisch mit Reis, Tomaten, Knoblauch, Zwiebeln, Oregano, Salz, Pfeffer und Piment. 3. Die Rindfleischmischung gleichmäßig auf die halbierten Paprikaschoten verteilen und jeweils etwa ¼ des Ziegenkäses darauf geben. 4. Die Paprikaschoten in einer einzigen Schicht in den Frittierkorb legen und darauf achten, dass sie sich nicht berühren; 30 Minuten lang bei 360 Grad F backen. 5. Nach dem Garen die gefüllten Paprikaschoten vor dem Servieren mit frischer Petersilie bestreuen.
Pro Portion: Kalorien 492; Gesamtfett 23,66g; Natrium 780mg; Kohlenhydrate 26,63g; Ballaststoffe 3g; Zucker 4,28g; Protein 42,25g

Gebratenes Lamm-Kofta mit Minz-Joghurt-Soße

Vorbereitungszeit: 40 Minuten | **Kochzeit:** 10 Minuten | **Portionen:** 6
Für die Kofta
1 Pfund Lammhackfleisch
¼ Tasse frische Petersilie, grob gehackt
2 Knoblauchzehen, gehackt
¼ weiße Zwiebel, gewürfelt
1 Teelöffel Salz
1 Teelöffel gemahlener Kreuzkümmel
½ Teelöffel schwarzer Pfeffer
¼ Teelöffel gemahlener Zimt
¼ Teelöffel gemahlener Piment
¼ Teelöffel Cayennepfeffer
¼ Teelöffel gemahlener Ingwer
3 Esslöffel Olivenöl, aufgeteilt
Für die Minz-Joghurt-Sauce
1 Tasse fettarmer griechischer Joghurt
½ Tasse frische Minze, gehackt
1 Knoblauchzehe, gehackt
2 Esslöffel Zitronensaft
½ Teelöffel gemahlener Kreuzkümmel
¼ Teelöffel Cayennepfeffer
¼ Teelöffel Salz

¼ Teelöffel schwarzer Pfeffer

So bereiten Sie die Kofta zu: 1. Die Fritteuse auf 360 Grad vorheizen. 2. Das Lammhackfleisch mit der Petersilie, dem Knoblauch, der Zwiebel, allen Gewürzen und 2 Esslöffeln Olivenöl in eine große Schüssel geben und vermischen, bis alles gut vermischt ist und die Gewürze gleichmäßig verteilt sind. 3. Die Mischung in 4 gleich große, längliche Ovale formen, mit dem restlichen Olivenöl bepinseln und auf ein Backblech legen, das in Ihre Fritteuse passt. 4. Garen Sie das Essen 10 Minuten lang bei 360 Grad F, oder bis die Innentemperatur 145°F erreicht hat.

So wird die Minz-Joghurt-Sauce zubereitet: 1. Während das Kofta gart, die Zutaten für die Minz-Joghurt-Sauce in einer Schüssel vermengen. 2. Jedes Kofta in die Minz-Joghurt-Soße tunken und genießen.

Pro Portion: Kalorien 266; Gesamtfett 17,94 g; Natrium 552 mg; Kohlenhydrate 3,57 g; Ballaststoffe 0,5 g; Zucker 1,62 g; Eiweiß 22,98 g

REZEPTE FÜR VEGETARISCHE HAUPTGERICHTE UND BEILAGEN

Schnell und einfach im Ofen gebratene Artischockenherzen

Vorbereitungszeit: 15 Minuten | **Kochzeit:** 20 Minuten | **Für alle:** 4

¾ Tasse Maismehl
⅓ Tasse fein geriebener Parmesankäse
1 Teelöffel Knoblauchpulver
1 Teelöffel Salz
½ Teelöffel getrockneter Rosmarin
½ Teelöffel Paprika
¼ Teelöffel frisch gemahlener schwarzer Pfeffer
½ Tasse kaltgepresstes Olivenöl, aufgeteilt
2 Eier, leicht verquirlt
1 (14-Unzen) Dose Artischockenherzen, abgetropft

1. Den Backofen auf 400 Grad vorheizen. 2. Maismehl, Parmesan, Knoblauchpulver, Salz, Rosmarin, Paprika und Pfeffer in einer geeigneten Schüssel vermengen. 3. Ein mit einem Rand versehenes Backblech mit ¼ Tasse Olivenöl einölen. 4. ¼ Tasse Olivenöl und die Eier verrühren. Die abgetropften Artischockenherzen zu den Eiern geben und gut vermischen. 5. Ein Artischockenherz aus den Eiern nehmen, in der Maismehlmischung wälzen, um es gleichmäßig zu bestreichen, und auf das vorbereitete Backblech legen. So fortfahren, bis alle Artischockenherzen bedeckt sind. 6. Die Artischocken 15 bis 20 Minuten backen, bis sie hellbraun sind. 7. Die im Ofen gebratenen Artischocken können im Kühlschrank bis zu einer Woche aufbewahrt oder eingefroren werden. Am besten bewahren Sie sie in einer einzigen Schicht oder in einem luftdichten Behälter zwischen Lagen von Wachspapier auf.
Pro Portion: Kalorien 319; Fett 16,76 g; Natrium 1088 mg; Kohlenhydrate 32,11 g; Ballaststoffe 3,6 g; Zucker 1,79 g; Eiweiß 10,12 g

Leckere gebackene Gemüsehäppchen mit Feta-Füllung

Vorbereitungszeit: 20 Minuten | **Kochzeit:** 40 Minuten | **Portionen:** 4 bis 6

3 Esslöffel kaltgepresstes Olivenöl, plus mehr für die Pfanne und zum Einpinseln der Bissen
2 Tassen rote Linsen
4 Tassen Wasser
1 Lorbeerblatt
1 kleine Zwiebel, gewürfelt
1 Karotte, geschält und gewürfelt
1 kleine Kartoffel, geschält und gewürfelt
1 Teelöffel Paprika
1 Teelöffel gemahlener Kreuzkümmel
1 Teelöffel Salz
¼ Teelöffel frisch gemahlener schwarzer Pfeffer
1 Tasse Mandelmehl
1 Ei, verquirlt

1 Teelöffel gehackter frischer Dill
8 Unzen Feta-Käse, in ½-Zoll-Würfel geschnitten

1. Heizen Sie Ihren Ofen auf 375 Grad F vor. 2. Bestreichen Sie ein Backblech mit Olivenöl. 3. Die Linsen, das Wasser und das Lorbeerblatt in einen Topf geben und zum Kochen bringen. Auf ein Köcheln reduzieren und 10 bis 15 Minuten kochen, bis die Linsen weich sind. Abgießen und abkühlen lassen. 4. Eine große Pfanne auf hohe Hitze stellen und 3 Esslöffel Olivenöl hineingeben. Die Zwiebel hineingeben und etwa 3 Minuten anbraten, bis sie weich ist; Karotten, Kartoffeln, Paprika, Kreuzkümmel, Salz und Pfeffer hinzufügen und kochen, bis das Gemüse gerade weich ist. 5. In einer Küchenmaschine die abgekühlten Linsen, das gekochte Gemüse, das Mandelmehl, das Ei und den Dill vermischen. Ein paar Mal pulsieren, bis die Mischung anfängt, zusammenzukleben, aber immer noch Textur hat. Sie können die Zutaten auch in eine große Schüssel geben und mit einem Kartoffelstampfer zerdrücken. 6. Etwa ⅓ der Masse zu einer Kugel formen. In die Mitte der Kugel eine Vertiefung drücken und den Fetawürfel hineindrücken, dann die Masse über den Feta drücken, damit der Feta vollständig bedeckt ist. Die Kugeln auf ein geöltes Backblech legen. 7. Wenn alle Bällchen fertig sind, mit Olivenöl bepinseln und 20 Minuten lang backen, bis sie goldbraun sind. 8. Die Bällchen können im Voraus zubereitet und 5 Tage im Kühlschrank aufbewahrt oder für einige Monate eingefroren werden.
Pro Portion: Kalorien 471; Fett 18,22 g; Natrium 768 mg; Kohlenhydrate 55,36 g; Ballaststoffe 9 g; Zucker 2,95 g; Eiweiß 23,84 g

Gefüllte Tomaten - schnell und einfach

Vorbereitungszeit: 20 Minuten | **Kochzeit:** 35 Minuten | **Portionen:** 4
4 große Tomaten
Etwa 1½ Tassen Wasser
1 Tasse Basmati-Reis
1-½ Teelöffel Salz, geteilt
2 Esslöffel plus 1 Teelöffel kaltgepresstes Olivenöl, aufgeteilt
¼ Tasse gehackte Kalamata-Oliven
3 Frühlingszwiebeln, in dünne Scheiben geschnitten
1 Knoblauchzehe, gehackt
1 Esslöffel Zitronenschale
1 Esslöffel gehackter frischer Dill
¼ Teelöffel frisch gemahlener schwarzer Pfeffer

1. Schneiden Sie die Spitzen der Tomaten ab, etwa ⅓ Zoll von der Spitze am Stielende. Dies sind die Deckel; legen Sie sie beiseite. 2. Ein kleines Sieb über einen 2-Tassen-Messbecher stellen. Entfernen Sie mit einem Esslöffel das weiche Innere und die Kerne aus jeder Tomate und lassen Sie die Flüssigkeit in einen Messbecher abtropfen. Achten Sie darauf, dass in jeder Tomate etwa ein ¼-Zoll Fruchtfleisch übrig bleibt, damit sie ihre Form behält. Lassen Sie die ausgehöhlten Tomaten kopfüber auf einem Papiertuch abtropfen, während Sie das andere Rezept vorbereiten. 3. Die Tomatenflüssigkeit mit Wasser auffüllen. Den

Reis, die Tomaten-Wasser-Mischung, 1 Teelöffel Salz und 1 Teelöffel Olivenöl in einem mittelgroßen Topf zum Kochen bringen. Die Hitze reduzieren, abdecken und 15 bis 20 Minuten köcheln lassen, bis der Reis gar ist. 4. Heizen Sie den Ofen auf 375 Grad F vor. Fetten Sie ein 8 x 8-Zoll-Backblech ein. 5. Den gekochten Reis in eine Schüssel geben und die Oliven, die Frühlingszwiebeln, den Knoblauch, die Zitronenschale, den Dill, ½ Teelöffel Salz und den Pfeffer dazugeben. 6. Jede Tomate vorsichtig mit so viel Füllung wie möglich füllen, ohne die Tomaten zu zerbrechen. 7. Die Deckel auf die Tomaten setzen und sie in die Pfanne legen. 8. Das restliche Olivenöl über die gefüllten Tomaten träufeln und 15 Minuten lang braten, bis die Tomaten knusprig sind. Darauf achten, dass sie nicht zu lange braten, sonst verderben die Tomaten. 9. Die Tomaten 5 bis 10 Minuten ruhen lassen, damit sie sich leichter aus dem Blech lösen lassen, und dann servieren. 10. Sie können die Reste für 2 oder 3 Tage im Kühlschrank aufbewahren.
Pro Portion: Kalorien 150; Fett 8,5 g; Natrium 966 mg; Kohlenhydrate 23,8 g; Ballaststoffe 8,9 g; Zucker 5,38 g; Eiweiß 5,82 g

Leckeres in Olivenöl geröstetes Wurzelgemüse mit Dill

Vorbereitungszeit: 10 Minuten | **Kochzeit:** 25 Minuten | **Portionen:** 4 bis 6

4 Möhren, geschält und in ½-Zoll-Scheiben geschnitten
2 Pastinaken, geschält und in ½-Zoll-Scheiben geschnitten
4 große Rüben, geschält und in ½-Zoll-Würfel geschnitten
1 große Süßkartoffel, geschält und in ½-Zoll-Würfel geschnitten
1 rote Zwiebel, in ½-Zoll-Würfel geschnitten
⅓ Tasse kaltgepresstes Olivenöl
2 Esslöffel Balsamico-Essig
1 Esslöffel Honig
2 Teelöffel Salz
¼ Teelöffel frisch gemahlener schwarzer Pfeffer
1 Esslöffel gehackter frischer Dill

1. Den Ofen auf 375 Grad vorheizen. 2. In einer großen Schüssel Karotten, Pastinaken, Rote Bete, Süßkartoffeln, rote Zwiebeln, Olivenöl, Balsamico-Essig, Honig, Salz und Pfeffer vermengen. 3. Das Gemüse in zwei Auflaufformen geben und in den Ofen schieben. 4. Das Gemüse 10 Minuten lang rösten; nach Ablauf der Zeit umrühren und weitere 10 bis 14 Minuten garen, bis es weich und leicht gebräunt ist. 5. Mit dem Dill servieren. 6. Dieses Gericht ist im Kühlschrank etwa 5 Tage haltbar.
Pro Portion: Kalorien 227; Fett 5,51g; Natrium 1296mg; Kohlenhydrate 43,98g; Ballaststoffe 7,3g; Zucker 27,71g; Protein 2,88g

Leckerer Kürbis mit Pinienkernen und Rosinen

Vorbereitungszeit: 15 Minuten | **Kochzeit:** 45 Minuten | **Portionen:** 4

¼ Tasse kaltgepresstes Olivenöl

1 große Zwiebel, in dünne Scheiben geschnitten
4 Tassen geschälter und entkernter Kürbis oder beliebiger Winterkürbis, in 1-Zoll-Würfel geschnitten
1 Teelöffel Salz
½ Teelöffel frisch gemahlener schwarzer Pfeffer
2 Teelöffel Zucker oder Honig
2 Teelöffel Rotweinessig
1 Teelöffel gemahlener Zimt
¼ Tasse Rosinen
¼ Tasse Pinienkerne (Pignoli), geröstet

1. Olivenöl und Zwiebeln in die Pfanne geben und 5 Minuten bei starker Hitze anbraten, bis die Zwiebeln weich sind; die Hitze auf mittlere Stufe reduzieren, den Kürbis hinzugeben und 5 Minuten anbraten; Zucker, Essig, Zimt, Rosinen, Salz und Pfeffer hinzugeben, den Deckel auflegen und 20 Minuten bei schwacher Hitze unter gelegentlichem Rühren kochen, bis der Kürbis weich ist. 2. Salz, Pfeffer, Zucker, Essig, Zimt und Rosinen zugeben und zugedeckt bei schwacher Hitze 20 Minuten kochen, ab und zu umrühren, bis der Kürbis weich ist. 3. Den gekochten Kürbis auf einen Servierteller geben und mit den Pinienkernen bestreuen, genießen. 4. Wenn keine Pinienkerne im Gericht enthalten sind, hält sich das Gericht im Kühlschrank etwa 1 Woche und im Kühlschrank einige Monate lang. Um die Pinienkerne brüchig zu halten, legen Sie sie einfach hinein und servieren Sie sie dann.
Pro Portion: Kalorien 240; Fett 19,61g; Natrium 588mg; Kohlenhydrate 16,61g; Ballaststoffe 3,1g; Zucker 5,7g; Protein 2,74g

Gesunder Reis mit Fava-Bohnen und Pistazien

Vorbereitungszeit: 10 Minuten | **Kochzeit:** 35 Minuten | **Portionen:** 4 bis 6

1 Tasse Basmati oder anderer Langkornreis
4 Esslöffel kaltgepresstes Olivenöl, aufgeteilt
1 Knoblauchzehe, gehackt
1 Teelöffel Salz
2½ Tassen Wasser oder Gemüsebrühe, aufgeteilt
2 Esslöffel Zitronensaft
2 Lauchstangen, Wurzel und Spitze abgeschnitten, in dünne Scheiben geschnitten
1 (10-Unzen-) Packung tiefgekühlte Favabohnen, aufgetaut
1 Esslöffel gehackter frischer Schnittlauch
1 Teelöffel gehackter frischer Estragon
½ Tasse gehackte ungesalzene Pistazien

1. Den Reis, 1 Esslöffel Olivenöl, Knoblauch, Salz und 2 Tassen Wasser oder Brühe in einen mittelgroßen Topf geben. Zum Kochen bringen, dann auf ein Köcheln reduzieren und den Topf abdecken, 15 bis 20 Minuten kochen oder bis der Reis weich ist. Den Zitronensaft dazugeben und gut verrühren. 2. In der Pfanne 3 Esslöffel Olivenöl bei starker Hitze erhitzen; den Lauch hinzufügen und 5 bis 7 Minuten sautieren, bis er leicht gebräunt ist; die

Favabohnen und ½ Tasse Wasser/Brühe hinzufügen und weitere 3 bis 5 Minuten sautieren, bis die Flüssigkeit verdampft ist und die Bohnen weich sind. 3. Den Reis in eine Schüssel geben. Das Gemüse über den Reis geben und mit Schnittlauch, Estragon und Pistazien garnieren. 4. Die Reste können 3 bis 4 Tage im Kühlschrank aufbewahrt werden.
Pro Portion: Kalorien 368; Fett 10,87g; Natrium 735mg; Kohlenhydrate 55,19g; Ballaststoffe 11,2g; Zucker 4,95g; Protein 14,53g

Glutenfreie libanesische Linsen und Reis

Vorbereitungszeit: 15 Minuten | **Kochzeit:** 30 Minuten | **Portionen:** 4 bis 6

½ Tasse plus 1 Esslöffel kaltgepresstes Olivenöl, aufgeteilt
¾ Tasse Basmati-Reis
1 Teelöffel ganze Kreuzkümmelsamen
1 Teelöffel Salz
¼ Teelöffel frisch gemahlener schwarzer Pfeffer
¼ Teelöffel Cayennepfeffer
1 Zimtstange
1½ Tassen Wasser
1 (15-Unzen) Dose Linsen, abgetropft und abgespült
2 große Schalotten, in dünne Scheiben geschnitten
½ Zitrone

1. In einem Topf 1 Esslöffel Olivenöl bei starker Hitze erhitzen; den Reis und den Kreuzkümmel hinzufügen und 5 Minuten lang anbraten, bis der Reis leicht geröstet ist; Cayenne, Zimt, Salz, Pfeffer und Wasser hinzufügen und zugedeckt zum Kochen bringen, dann die Hitze reduzieren und 15 bis 20 Minuten lang köcheln lassen oder bis das Wasser aufgesogen und der Reis weich ist. 2. Die Linsen unter den gekochten Reis rühren. 3. Erhitzen Sie ½ Tasse Olivenöl in Ihrer Pfanne bei mittlerer bis hoher Hitze. Wenn das Öl heiß ist, die Schalotten schubweise hineingeben und knusprig braten. Mit einem Esslöffel herausnehmen und auf Papiertüchern abtropfen lassen, bis alle Schalotten gar sind. 4. Den Reis auf eine Platte schaufeln, die Zimtstange entfernen und die Schalotten auf die Platte streuen. Die Zitrone darüber auspressen und das Gericht genießen. 5. Die Reste können bis zu 5 Tage im Kühlschrank aufbewahrt werden.
Pro Portion: Kalorien 194; Fett 11,33 g; Natrium 546 mg; Kohlenhydrate 20,71 g; Ballaststoffe 8,4 g; Zucker 1,39 g; Eiweiß 7,77 g

Einfacher Couscous mit gebratenem Gemüse

Vorbereitungszeit: 15 Minuten | **Kochzeit:** 25 Minuten | **Portionen:** 4 bis 6

3 Tassen geschälter und entkernter Winterkürbis, in ½-Zoll-Würfel geschnitten
10 Rosenkohl, entstielt und halbiert
1 große rote Zwiebel, in ½-Zoll-Würfel geschnitten
1 große rote Paprika, entkernt und in ½-Zoll-Würfel geschnitten

1 Knoblauchzehe, gehackt
4 Roma-Tomaten, jeweils in 8 Spalten geschnitten
3 Esslöffel kaltgepresstes Olivenöl, aufgeteilt
1½ Teelöffel Salz, geteilt
¼ Teelöffel Cayennepfeffer
3 Tassen Wasser oder Gemüsebrühe
2 Tassen Couscous
3 Esslöffel goldene Rosinen
¼ Tasse gehackte frische glatte Petersilie

1. Den Ofen auf 400 Grad vorheizen. 2. In einer geeigneten Schüssel Winterkürbis, Rosenkohl, rote Zwiebel, Paprika, Knoblauch, Tomaten, Cayennepfeffer, 2 Esslöffel Olivenöl und 1 Teelöffel Salz und Cayennepfeffer vermischen. 3. Verteilen Sie das Gemüse auf zwei mit einem Rand versehene Backbleche. Mit Folie abdecken und im vorgeheizten Backofen 10 Minuten rösten. Die Folie entfernen und weitere 5 bis 10 Minuten garen, bis das Gemüse zart und leicht gebräunt ist. Beiseite stellen. 4. Wasser/Brühe in einen Topf geben und zum Kochen bringen. 5. Couscous und Rosinen in eine mittelgroße Schüssel geben, das kochende Wasser/Brühe über den Couscous und die Rosinen gießen, die Schüssel abdecken und 10 Minuten ziehen lassen. 6. Den Deckel abnehmen und den Couscous auflockern. ½ Teelöffel Salz, die Petersilie und 1 Esslöffel Olivenöl hinzugeben. 7. Den Couscous auf einem großen Teller anhäufen. Mit dem Esslöffel den Couscous nach außen drücken, so dass ein Rand um den Teller entsteht und in der Mitte des Couscous ein großer Raum entsteht. 8. Das gebratene Gemüse in die Mitte schaufeln und genießen. 9. Sie können die Reste im Kühlschrank 5 Tage aufbewahren oder einige Monate einfrieren.
Pro Portion: Kalorien 190; Fett 7,18 g; Natrium 1019 mg; Kohlenhydrate 29,13 g; Ballaststoffe 4,4 g; Zucker 5,51 g; Eiweiß 4,61 g

Weicher Auberginen-Bulgur-Pilaw

Vorbereitungszeit: 40 Minuten | **Kochzeit:** 20 Minuten | **Portionen:** 4 bis 6
1 Tasse Bulgur
1 Aubergine, geschält und in 1-Zoll-Würfel geschnitten
2 Teelöffel Salz, geteilt
4 Esslöffel kaltgepresstes Olivenöl, aufgeteilt
1 mittelgroße Zwiebel, gewürfelt
4 Frühlingszwiebeln, in Scheiben geschnitten
1 grüne Paprikaschote, entkernt und gewürfelt
1 große Karotte, geschält und gerieben
2 Knoblauchzehen, gehackt
2 Esslöffel Tomatenmark
1 Teelöffel getrockneter Oregano
¼ Teelöffel gemahlener Zimt
½ Tasse gehackte frische Blattpetersilie
1 Zitrone, in Spalten geschnitten

1. Den Bulgur in eine große Schüssel geben und mit so viel kochendem Wasser übergießen, dass er ½ Zoll bedeckt ist. Abdecken und 30 Minuten stehen lassen. 2. Die Auberginenwürfel mit 1 Teelöffel Salz salzen und für mindestens 10 Minuten beiseite stellen. Dann die Auberginenwürfel mit Papiertüchern abtrocknen. 3. 3. 3 Esslöffel Olivenöl in einem holländischen Ofen oder einem schweren Topf mit Deckel bei starker Hitze erhitzen; die Auberginenwürfel hinzufügen und in einer einzigen Schicht anordnen, 3 Minuten lang anbraten, ohne sie umzurühren; nach Ablauf der Zeit weitere 5 Minuten umrühren, bis die Auberginenwürfel weich geworden sind. 4. Zwiebel, Knoblauch, Frühlingszwiebeln, Paprika und Karotten zugeben und 5 Minuten anbraten; Tomatenmark, Oregano, Zimt und 1 Teelöffel Salz zugeben und 3 Minuten kochen lassen; den eingeweichten Bulgur zugeben und bei schwacher Hitze umrühren, bis alles gut vermischt ist; das restliche Olivenöl und die Petersilie zugeben. 5. Mit Zitronenspalten servieren. 6. Dieses Gericht kann einige Tage im Kühlschrank aufbewahrt oder für mehrere Monate eingefroren werden.

Pro Portion: Kalorien 158; Fett 9,49g; Natrium 796mg; Kohlenhydrate 18,08g; Ballaststoffe 5,9g; Zucker 6,17g; Protein 3,04g

Pikante Spinat-Bourekas

Vorbereitungszeit: 20 Minuten | **Kochzeit:** 20 bis 25 Minuten | **Für alle:** 4 bis 6

2 Teelöffel kaltgepresstes Olivenöl
2 Blätterteigplatten, aufgetaut
1 (10-Unzen) Beutel gefrorener gehackter Spinat, aufgetaut, alle Flüssigkeit ausgepresst
1 kleine Zwiebel, gewürfelt
1 Knoblauchzehe, gehackt
2 Eier, verquirlt
2 Unzen Fetakäse, zerkrümelt
1 Teelöffel getrockneter Oregano
1 Teelöffel Salz
¼ Teelöffel frisch gemahlener schwarzer Pfeffer
1 Esslöffel Sesamsamen

1. Eine ofenfeste 9-Zoll-Kuchenform mit Olivenöl einpinseln. 2. Heizen Sie den Ofen auf 375 Grad F vor. 3. Rollen Sie eine Blätterteigplatte auf einem leicht bemehlten Brett so aus, dass sie groß genug ist, um den Boden der Pie-Form auszukleiden, wobei ein Überstand von einem Zentimeter verbleibt. Die ausgekleidete Form beiseite stellen. 4. Rollen Sie die zweite Teigplatte aus, bis sie groß genug für die Pastetenkruste ist. Beiseite legen. 5. Den Spinat, die Zwiebel und den Knoblauch in einer mittelgroßen Schüssel gut vermischen. ¾ der verquirlten Eier unterrühren. 6. Die Spinatmischung gut vermischen und dann mit Feta, Oregano, Salz und Pfeffer vermengen. 7. Die Füllung in die mit Teig ausgelegte Kuchenform geben. Mit der oberen Kruste abdecken und die Ränder festdrücken, um sie zu verschließen. 8. Die Oberseite des Teigs mit dem restlichen verquirlten Ei bestreichen und

mit Sesamkörnern bestreuen. 9. 20 bis 25 Minuten backen, oder bis der Teig goldbraun ist. 10. 5 bis 10 Minuten ruhen lassen und dann servieren und genießen.
Pro Portion (6 Portionen): Kalorien 174; Fett 11,99 g; Natrium 570 mg; Kohlenhydrate 11,15 g; Ballaststoffe 2,1 g; Zucker 1,38 g; Eiweiß 6,5 g

Gesunder Gemüseauflauf

Vorbereitungszeit: 30 Minuten | **Kochzeit:** 25 Minuten | **Portionen:** 8

3 Esslöffel kaltgepresstes Olivenöl, plus mehr zum Einfetten der Pfanne
1 große Aubergine, in ¼-Zoll-Scheiben geschnitten
3 große Zucchini, der Länge nach in ¼-Zoll-Scheiben geschnitten
2 Teelöffel Salz, geteilt
2 Paprikaschoten (beliebige Farbe), entkernt und in breite Streifen geschnitten
¼ Teelöffel frisch gemahlener schwarzer Pfeffer
Pfund Ricotta-Käse
½ Tasse Pesto
½ Tasse Parmesankäse
2 Frühlingszwiebeln, in dünne Scheiben geschnitten
Pfund Mozzarella-Käse, in Scheiben geschnitten oder geraspelt

1. Heizen Sie den Ofen auf 400 Grad vor. Ölen Sie eine 9 x 13 Zoll große Form ein. 2. Legen Sie die Auberginen und Zucchini in einer Schicht auf ein Backblech, bestreuen Sie sie mit 1 Teelöffel Salz und lassen Sie sie 15 Minuten stehen. Trocknen Sie das Gemüse mit Papiertüchern ab. 3. Auberginen, Zucchini, Paprika, Olivenöl, 1 Teelöffel Salz und Pfeffer in einer geeigneten Schüssel vermengen. Achten Sie darauf, dass die Zutaten nicht zerbrechen, wenn Sie sie mischen, um das Gemüse zu bestreichen. 4. Legen Sie das Gemüse in einer einzigen Schicht auf ein Backblech und schieben Sie es in den Ofen. 5. Braten Sie das Gemüse etwa 7 bis 10 Minuten, bis es auf einer Seite leicht gebräunt ist. Aus dem Ofen nehmen, das Gemüse umdrehen und wieder in den Ofen schieben, um die andere Seite zu bräunen. 6. Während des Bratens Ricotta, Pesto, Parmesankäse und Frühlingszwiebeln in einer mittelgroßen Schüssel vermengen. 7. Eine Schicht geröstetes Gemüse in die geölte Pfanne geben. Die Hälfte der Ricottamischung und ⅓ des Mozzarellas darüber geben. Mit einer weiteren Gemüseschicht bedecken, dann die restliche Ricottamischung und ⅓ des Mozzarellas. Mit einer letzten Gemüseschicht abschließen und den restlichen Mozzarella auf der obersten Gemüseschicht verteilen. So haben Sie insgesamt drei Schichten Gemüse und zwei Schichten Füllung. 8. Reduzieren Sie die Temperatur des Ofens auf 375 Grad F. Decken Sie die Kasserolle mit Folie ab und backen Sie das Essen 20 Minuten. Entfernen Sie die Folie und backen Sie weiter, bis der Käse sprudelt und hellbraun ist. 9. Den Auflauf etwa 15 Minuten ruhen lassen, dann kann er serviert werden. 10. Nach dem Backen kann der Auflauf in Portionsstücke geschnitten und einige Monate lang eingefroren werden.
Pro Portion: Kalorien 357; Fett 22,85g; Natrium 1306mg; Kohlenhydrate 10,81g; Ballaststoffe 3,6g; Zucker 4,2g; Protein 28,78g

Leicht zu machende Minestrone

Vorbereitungszeit: 15 Minuten | **Kochzeit:** 20 Minuten | **Portionen:** 6 bis 8

¼ Tasse kaltgepresstes Olivenöl
1 Zwiebel, dünn gewürfelt
2 Knoblauchzehen, gehackt
2 Stangen Staudensellerie, zerkleinert
1 große Karotte, geschält und gewürfelt
1½ Tassen grüne Bohnen (frisch oder gefroren), in ½-Zoll-Stücke geschnitten
1 Teelöffel getrockneter Oregano
1 Teelöffel getrocknetes Basilikum
1 Teelöffel Salz
¼ Teelöffel frisch gemahlener schwarzer Pfeffer
1 (28-Unzen) Dose zerdrückte Tomaten
4 Tassen Hühner- oder Gemüsebrühe
1 Tasse Ellbogennudeln, kleine Muscheln oder andere kleine Nudeln
½ Tasse geriebener Parmesankäse
3 Esslöffel gehacktes frisches Basilikum

1. Das Olivenöl in einem großen holländischen Ofen oder einem schweren Topf mit Deckel erhitzen; die gewürfelte Zwiebel hinzugeben und anbraten, bis die Zwiebeln leicht gebräunt sind; Knoblauch, Sellerie, Karotten, Oregano, Basilikum, grüne Bohnen, Salz und Pfeffer hinzugeben und 5 Minuten lang anbraten; die zerdrückten Tomaten, Nudeln und Brühe hinzugeben und zum Kochen bringen; 5 bis 7 Minuten lang kochen, bis die Nudeln gar sind. 2. Die Suppe in Schüsseln verteilen und mit Parmesan und gehacktem frischem Basilikum garnieren. 3. Diese Suppe schmeckt am nächsten Tag noch besser und hält sich im Kühlschrank etwa 1 Woche, im Gefrierschrank noch länger. Wenn Sie die Suppe im Voraus zubereiten, geben Sie den Parmesankäse und das frische Basilikum gleich dazu und servieren Sie sie dann.
Pro Portion: Kalorien 207; Fett 10,76g; Natrium 863mg; Kohlenhydrate 20,19g; Ballaststoffe 5,2g; Zucker 7,06g; Protein 9,5g

Hausgemachter Reis und Spinatschimmel

Vorbereitungszeit: 15 Minuten | **Kochzeit:** 50-60 Minuten | **Für alle:** 4 bis 6

1 Esslöffel Butter
3 Esslöffel kaltgepresstes Olivenöl
1 mittelgroße weiße Zwiebel, gewürfelt
1¾ Tassen Basmati oder anderer langkörniger weißer Reis
1 (10-Unzen) Beutel gefrorener gehackter Spinat, aufgetaut, alle Flüssigkeit ausgepresst
1 Teelöffel Salz
¼ Teelöffel frisch gemahlener schwarzer Pfeffer
3½ Tassen Gemüsebrühe oder Wasser
½ Tasse gehackte sonnengetrocknete Tomaten

1 Esslöffel Zitronenschale
½ Tasse Parmesankäse
2 Eier, verquirlt

1. Eine 1½-Quart-Souffléform oder eine 1½-Quart-Metallschüssel ausbuttern und beiseite stellen. 2. Den Backofen auf 350 Grad vorheizen. 3. Olivenöl und Zwiebeln in den Topf geben und bei mittlerer Hitze 7 Minuten lang anbraten, bis die Zwiebeln leicht gebräunt sind; Reis, Spinat, Salz, Pfeffer und Brühe/Wasser hinzufügen und zum Kochen bringen; sobald der Reis kocht, die Hitze reduzieren und den Topf abdecken, dann 15 bis 20 Minuten köcheln lassen, bis die gesamte Flüssigkeit aufgesogen und der Reis weich ist. 4. Den Reis in eine große Schüssel geben und mit einem hölzernen Esslöffel auflockern. 15 Minuten lang abkühlen lassen. 5. Die sonnengetrockneten Tomaten, die Zitronenschale, den Parmesankäse und die Eier zum Reis geben und gut verrühren. 6. Die Mischung mit einem Löffel in die gebutterte Form geben und fest andrücken. Die Oberseite glattstreichen. 7. Die Form mit einem Stück Folie abdecken und in eine größere Backform stellen. Kochendes Wasser in die größere Form geben, so dass es bis zur Hälfte des Formrandes reicht. Das Essen 30 Minuten lang backen. 8. Aus dem Wasser nehmen und die Alufolie entsorgen. Einen Teller auf die Form stellen und das Essen auf den Teller gießen. Die Form vorsichtig herausnehmen. 9. In Keile schneiden und dann genießen. 10. Sie können die Reste 5 Tage im Kühlschrank aufbewahren.
Pro Portion: Kalorien 395; Fett 12,25g; Natrium 1042mg; Kohlenhydrate 58,01g; Ballaststoffe 3,5g; Zucker 4,19g; Protein 12,99g

Tunesische Eier mit Paprikaschoten

Vorbereitungszeit: 10 Minuten | **Kochzeit:** 15 Minuten | **Für alle:** 4
2 Esslöffel kaltgepresstes Olivenöl
1 Zwiebel, in dünne Scheiben geschnitten
1 Esslöffel Paprika
1 Teelöffel ganze Kreuzkümmelsamen
1 Knoblauchzehe, gehackt
3 große Tomaten, entkernt und gewürfelt
1 große rote Paprikaschote, entkernt und gewürfelt
1 große grüne Paprikaschote, entkernt und gewürfelt
1 Esslöffel Harissa
½ Tasse Wasser oder Gemüsebrühe
1 Teelöffel Salz
4 Eier
2 Esslöffel frische Blattpetersilie, gehackt

1. Das Olivenöl in der Pfanne bei starker Hitze erhitzen; Paprika, Zwiebel und Kreuzkümmel hinzugeben und 5 Minuten kochen; Knoblauch, Tomaten, Paprika, Harissa, Salz und Brühe/Wasser hinzugeben, zum Köcheln bringen und 5 bis 7 Minuten warten, bis die Soße eingedickt ist. 2. Mit der Rückseite eines Esslöffels vier Vertiefungen in die Soße

drücken und in jede Vertiefung vorsichtig ein Ei schlagen. 3. Die Pfanne abdecken und das Essen 2 bis 3 Minuten lang kochen, damit die Eier stocken. 4. Die Petersilie über die gekochten Eier streuen und dann servieren. 5. Die Soße für dieses Gericht kann im Voraus zubereitet und im Kühlschrank 1 Woche oder im Gefrierschrank einige Monate aufbewahrt werden.
Pro Portion: Kalorien 101g; Fett 5,58g; Natrium 699mg; Kohlenhydrate 8,43g; Ballaststoffe 2,1g; Zucker 4,59g; Protein 5,36g

Ägyptisches Omelett mit Spinat

Vorbereitungszeit: 10 Minuten | **Kochzeit:** 20 Minuten | **Für alle:** 4

3 Esslöffel kaltgepresstes Olivenöl
1 kleine Zwiebel, gewürfelt
1 Knoblauchzehe, gehackt
4 große reife Tomaten, entkernt und in Stücke geschnitten
1 Teelöffel Salz
¼ Teelöffel frisch gemahlener schwarzer Pfeffer
8 Eier, verquirlt
2 Unzen Fetakäse, zerkrümelt
1 Esslöffel gehackte frische Blattpetersilie

1. Den Backofen auf 400 Grad vorheizen. 2. In der Pfanne das Olivenöl bei starker Hitze erhitzen; die Zwiebeln hinzufügen und 5 bis 7 Minuten anbraten oder bis die Zwiebeln weich geworden sind; Knoblauch, Tomaten, Salz und Pfeffer hinzufügen und weitere 5 Minuten braten; die verquirlten Eier hineingeben und leicht umrühren, dann die Eier 3 bis 5 Minuten ruhen lassen oder bis sie am Boden fest geworden sind. 3. Die Speisen in die Backform geben und die Form in den Ofen schieben. Backen Sie die Speisen 5 Minuten lang oder bis die Eier gerade fest geworden sind. 4. Aus dem Ofen nehmen und mit Feta und Petersilie bestreuen. In Spalten schneiden und dann servieren. 5. Sie können die Reste bis zu 4 Tage im Kühlschrank aufbewahren.
Pro Portion: Kalorien 246; Fett 16,29 g; Natrium 938 mg; Kohlenhydrate 10,39 g; Ballaststoffe 2,6 g; Zucker 6,46 g; Eiweiß 15,06 g

Knoblauch-Gemüse-Pastetchen

Vorbereitungszeit: 40 Minuten | **Kochzeit:** 30 Minuten | **Portionen:** 4

4 mittelgroße russische Kartoffeln, geschält und in 1 Zoll große Würfel geschnitten
1 Teelöffel Salz
¼ Teelöffel frisch gemahlener schwarzer Pfeffer
⅛ Teelöffel gemahlene Muskatnuss
½ Tasse plus 2 Esslöffel kaltgepresstes Olivenöl, aufgeteilt, plus mehr zum Einfetten der Pfanne
1 Lauch, Wurzel und Spitze abgeschnitten, in dünne Scheiben geschnitten

4 Unzen Champignons, in dünne Scheiben geschnitten
1 Knoblauchzehe, in dünne Scheiben geschnitten
¼ Tasse Weißwein

1. Die Kartoffeln in einen großen Topf geben, etwas Wasser hinzufügen, abdecken und zum Kochen bringen. Die Kartoffeln 10 bis 15 Minuten kochen, bis sie weich sind. 2. Die Kartoffeln abgießen und mit Salz, Pfeffer und Muskatnuss pürieren. Beiseite stellen. 3. In einer großen Pfanne 2 Esslöffel Olivenöl und den Lauch bei starker Hitze 3 Minuten lang anbraten, bis der Lauch weich ist; den Knoblauch, die Pilze und den Wein hinzufügen und 10 Minuten lang kochen lassen, bis die Flüssigkeit verdunstet ist. 4. Das gekochte Gemüse zum Kartoffelpüree geben und gut umrühren. Die Mischung mindestens 30 Minuten ruhen lassen, bevor die Pastetchen geformt werden. 5. In einer anderen Pfanne das restliche Olivenöl bei mittlerer bis hoher Hitze erhitzen. 6. Etwa ½ Tasse der Kartoffelmischung abnehmen und zu einer Frikadelle formen. Die Frikadelle in das heiße Olivenöl legen und 3 Minuten lang goldbraun braten. Die Frikadelle wenden und die andere Seite anbraten. 7. Die gegarten Patties auf einen Teller legen und warm halten, bis alle Patties gar sind.
Pro Portion: Kalorien 430; Fett 27,37g; Natrium 600mg; Kohlenhydrate 43,12g; Ballaststoffe 3,5g; Zucker 2,92g; Protein 5,91g

REZEPTE FÜR SUPPEN UND SALATE

Schnell und einfach mediterranes Tabbouleh

Vorbereitungszeit: 15 Minuten | **Kochzeit:** 12 Minuten | **Portionen:** 4-6

1 Tasse Wasser
½ Tasse getrockneter Bulgur
½ englische Salatgurke, längs geviertelt und in Scheiben geschnitten
2 Strauchtomaten, gewürfelt
2 Frühlingszwiebeln, gewürfelt
Saft von 1 Zitrone
2 Tassen grob gehackte frische italienische Petersilie
⅓ Tasse grob gehackte frische Minzblätter
1 Knoblauchzehe
¼ Tasse kaltgepresstes Olivenöl
Meersalz
Frisch gemahlener schwarzer Pfeffer

1. Wasser und Bulgur in einem mittelgroßen Topf mischen und bei mittlerer Hitze aufkochen. Mit einem Deckel abdecken und bei niedriger Hitze 12 Minuten kochen, bis der Bulgur weich ist. Das Wasser abgießen, den Bulgur mit einer Gabel auflockern und zum Abkühlen beiseite stellen. 2. Bulgur, Gurken, Tomaten, Frühlingszwiebeln und Zitronensaft in einer großen Schüssel mischen. 3. Petersilie, Minze und Knoblauch in einer Küchenmaschine verarbeiten, bis sie gut zerkleinert sind. Die gehackte Kräutermischung mit der Bulgurmischung vermengen und umrühren. Danach das Olivenöl hinzugeben und verrühren. 4. In Maßen mit Salz und Pfeffer bestreuen. Servieren oder in einem luftdichten Behälter im Kühlschrank bis zu 4 Tage aufbewahren.
Variationstipp: Tabbouleh eignet sich hervorragend als vegetarische Hauptmahlzeit mit gekochtem Gemüse, z. B. Tomaten, gefüllt.
Pro Portion: Kalorien 133; Fett 11,1g; Natrium 152mg; Kohlenhydrate 8g; Ballaststoffe 2,4g; Zucker 0,62g; Protein 2,1g

Hochzeitssuppe nach italienischer Art

Vorbereitungszeit: 20 Minuten | **Kochzeit:** 20 Minuten | **Portionen:**5

8 bis 12 Unzen Rinderhackfleisch
¼ Tasse gehackte frische italienische Petersilie
2 Esslöffel Semmelbrösel
1 großes Ei
½ Teelöffel Knoblauchpulver
½ Teelöffel Zwiebelpulver
2 Esslöffel Olivenöl
1 Karotte, der Länge nach halbiert und in Scheiben geschnitten
2 Stangen Staudensellerie, längs halbiert und in Scheiben geschnitten
1 Schalotte, gewürfelt
½ Teelöffel italienisches Gewürz

8 Tassen Hühnerbrühe
½ Tasse getrocknete Orzo
2 Esslöffel geriebener Parmesankäse

1. Rinderhackfleisch, Petersilie, Semmelbrösel, Ei, Knoblauchpulver und Zwiebelpulver in einer großen Schüssel vermischen. Die Fleischmischung zu 1-Zoll-Frikadellen aufrollen und auf einem großen Teller beiseite stellen. 2. In einem holländischen Ofen das Olivenöl bei mittlerer bis hoher Hitze erhitzen. Karotten, Sellerie, Schalotten und italienische Gewürze hinzufügen und 3 bis 5 Minuten anbraten, bis sie weich sind. Die Brühe hinzugeben, abdecken und zum Kochen bringen. Orzo und Fleischbällchen zugeben, die Hitze reduzieren und zugedeckt köcheln lassen, bis die Fleischbällchen durch sind und der Orzo al dente ist, 10 bis 15 Minuten. 3. Einen Schmortopf auf mittlerer Stufe erhitzen und das Olivenöl hinzufügen. 4. Karotten, Sellerie, Schalotten und italienische Gewürze mischen und 3 bis 5 Minuten lang anbraten, bis sie weich sind. Vor dem Aufkochen einen Deckel auflegen und die Brühe hinzufügen. 5. Die Orzo und die Fleischbällchen auf kleiner Flamme köcheln lassen. Unbedeckt 10-15 Minuten kochen, bis die Fleischbällchen gar sind und der Orzo al dente ist. 6. Mit dem Parmesan bestreuen. Servieren oder die Suppenreste in einem luftdichten Behälter im Kühlschrank bis zu 4 Tage aufbewahren.
Zubereitungstipp: Das Gericht lässt sich am besten doppelt kochen und für spätere Mahlzeiten aufbewahren. Daher eignet sich ein Suppentopf als Ersatz für einen niederländischen Ofen. Kühlen Sie es nach dem Kochen ab. Bewahren Sie das Gericht in einem luftdichten Behälter auf und frieren Sie es für höchstens 1 Monat ein. Wenn Sie es servieren, können Sie es einfach mit Parmesan garnieren.
Pro Portion: Kalorien 263; Fett 13,4 g; Natrium 1668 mg; Kohlenhydrate 18 g; Ballaststoffe 1,6 g; Zucker 8 g; Eiweiß 17,7 g

Mediterraner Salat mit leichtem Mischaroma

Vorbereitungszeit: 27 Minuten | **Kochzeit: 12** Minuten | **Für alle**: 4
1 Tasse Wasser
½ Tasse getrockneter Bulgur
1 (9-Unzen) Beutel gehackter Römersalat
1 englische Gurke, in ¼-Zoll-dicke Scheiben geschnitten
1 rote Paprika, gewürfelt
½ Tasse rohe, geschälte Kürbiskerne
20 Kalamata-Oliven, entkernt und der Länge nach halbiert
¼ Tasse kaltgepresstes Olivenöl
Saft von 1 kleinen Orange
Saft von 1 kleinen Zitrone
¼ Teelöffel getrockneter Oregano
Meersalz
Frisch gemahlener schwarzer Pfeffer

1. Mischen Sie das Wasser und Bulgur in einem mittelgroßen Topf zum Kochen bei mittlerer Hitze. Einen Deckel auflegen und bei schwacher Hitze 12 Minuten kochen, bis der Bulgur weich ist. 2. Das Wasser abgießen, den Bulgur mit einer Gabel auflockern und beiseite stellen. 3. Salat, Gurke, Paprika, Bulgur, Kürbiskerne und Oliven in eine mittelgroße Schüssel geben und vermengen. 4. Olivenöl, Orangensaft, Zitronensaft und Oregano in einer kleinen Schüssel mischen und mit Salz und schwarzem Pfeffer bestreuen. 5. Den Salat mit 3 Esslöffeln des Dressings bestreichen. Schmecken Sie ab und würzen Sie nach Belieben mit mehr Salz oder schwarzem Pfeffer. Servieren Sie das Gericht. Bewahren Sie das überschüssige Dressing in einem luftdichten Behälter im Kühlschrank für höchstens 1 Woche auf.
Tipp: Vorgekochter Bulgur kann die frisch gekochte Version ersetzen, um Zeit bei der Zubereitung zu sparen.
Pro Portion: Kalorien 274; Fett 23,1g; Natrium 402mg; Kohlenhydrate 14,1g; Ballaststoffe 4,7g; Zucker 4,2g; Protein 6,6g

Traditioneller griechischer Dorfsalat

Vorbereitungszeit: 10 Minuten | **Kochzeit:** 30 Minuten | **Portionen:** 4

5 große Tomaten, in mittelgroße Würfel geschnitten
2 rote Zwiebeln, in mittelgroße Würfel geschnitten oder in Scheiben geschnitten
1 englische Salatgurke, geschält und in mittelgroße Würfel geschnitten
2 grüne Paprikaschoten, in mittelgroße Würfel geschnitten
¼ Tasse kaltgepresstes Olivenöl, plus extra zum Beträufeln
1 Tasse Kalamata-Oliven, zum Bestreuen
¼ Teelöffel getrockneter Oregano, plus extra zum Garnieren
¼ Zitrone
4 Unzen griechischer Feta-Käse, in Scheiben geschnitten

1. Tomaten, Zwiebeln, Gurken, Paprika, Olivenöl, Oliven und Oregano in einer großen Schüssel mischen. 2. Das Gemüse gleichmäßig auf 4 Schüsseln verteilen, jede mit einem Spritzer Zitronensaft und einer Scheibe Feta versehen. 3. Etwas Olivenöl dazugeben und mit Oregano garnieren. Servieren oder bis zu 2 Tage im Kühlschrank aufbewahren.
Variationstipp: Um die roten Zwiebeln milder zu machen, können Sie sie 10-20 Minuten in Eiswasser einweichen.
Pro Portion: Kalorien 313; Fett 23,9 g; Natrium 523 mg; Kohlenhydrate 20,7 g; Ballaststoffe 5,5 g; Zucker 11,4 g; Eiweiß 7,7 g

Bunter Salat mit Valencia-Orangen

Vorbereitungszeit: 15 Minuten | **Kochzeit:** 30 Minuten | **Portionen:** 4

2 kleine Orangen, geschält, in dünne Scheiben geschnitten und entkernt
1 kleine Blutorange, geschält, in dünne Scheiben geschnitten und entkernt
1 (7-Unzen) Beutel Buttersalat

½ englische Salatgurke, in dünne, runde Scheiben geschnitten
1 (6-Unzen) Dose entkernte schwarze Oliven, halbiert
1 kleine Schalotte, in dünne Scheiben geschnitten (optional)
¼ Tasse rohe, geschälte Kürbiskerne
8 Scheiben Manchego-Käse, grob gebrochen
2 bis 3 Esslöffel kaltgepresstes Olivenöl
Saft von 1 Orange

1. Die Orangen, den Salat, die Gurke, die Oliven, die Schalotte (falls gewünscht), die Kürbiskerne und den Käse in einer großen Schüssel mischen und vermengen und dann gleichmäßig auf 4 Teller verteilen. 2. Geben Sie etwas Olivenöl und Orangensaft über den Salat. Servieren Sie das Gericht.
Variationstipp: Anstelle des Buttersalats kann auch Römersalat verwendet werden, anstelle des Manchego kann zerbröckelter Ziegenkäse verwendet werden.
Pro Portion: Kalorien 706; Fett 66,1g; Natrium 771mg; Kohlenhydrate 14g; Ballaststoffe 1,6g; Zucker 8,9g; Protein 17,2g

Tortellini-Suppe mit Kichererbsencreme

Vorbereitungszeit: 10 Minuten | **Kochzeit:** Minuten | **Portionen:** 6
2 Esslöffel Olivenöl
1 Zwiebel, gewürfelt
3 Stangen Staudensellerie, gewürfelt
4 Unzen Cremini-Pilze (Baby Bellas), geviertelt
6 Knoblauchzehen, gehackt
8 Tassen natriumarme Hühnerbrühe
2 Teelöffel Meersalz
1 Teelöffel frisch gemahlener schwarzer Pfeffer
1 Teelöffel italienisches Gewürz
¼ Teelöffel Paprika
10 Unzen frischer Spinat oder Käsetortellini
1 (15-Unzen) Dose Kichererbsen, abgetropft und abgespült
3 bis 4 Unzen Babyspinat, grob zerkleinert
1 Tasse frisches Basilikum, grob gehackt
½ Becher schwere (Schlagsahne)

1. In einem niederländischen Ofen das Olivenöl bei mittlerer Hitze erhitzen. Die Zwiebel hinzufügen und 3 Minuten lang anbraten. Sellerie, Champignons und Knoblauch hinzufügen und etwa 6 Minuten anbraten, bis sie weich sind. Die Brühe hinzugeben und zum Kochen bringen. Salz, Pfeffer, italienische Gewürze und Paprika hinzufügen und verrühren. 2. Einen niederländischen Ofen auf mittlerer Stufe erhitzen und das Olivenöl hinzufügen. Die Zwiebel hinzugeben und 3 Minuten lang anbraten. Sellerie, Pilze und Knoblauch hinzufügen und 6 Minuten lang kochen, bis sie weich sind. Die Brühe hinzufügen und aufkochen lassen. Mit Salz, italienischen Gewürzen und Paprika abschmecken und gut verrühren. Die

Tortellini zugeben und 4 bis 5 Minuten köcheln lassen (oder die auf der Packung angegebene Zeit). Die Kichererbsen hinzugeben und 2 bis 3 Minuten köcheln lassen. Den Spinat, das Basilikum und die Sahne hinzufügen. Vom Herd nehmen und umrühren, bis alles gut vermischt ist. 3. Die Tortellini hinzufügen und 4 bis 5 Minuten köcheln lassen, dabei eine Packung verwenden. Die Kichererbsen hinzugeben und 2 bis 3 Minuten köcheln lassen. Dann den Spinat, das Basilikum und die Sahne hinzugeben. Den Herd ausschalten und umrühren. 4. Abdecken und 2 Minuten ziehen lassen. Servieren Sie das Gericht oder bewahren Sie es in einem luftdichten Behälter im Kühlschrank bis zu 4 Tage auf.
Variations-Tipp: Für eine leichte Schärfe einige rote Paprikaflocken zum Garnieren hinzufügen.
Pro Portion: Kalorien 407; Fett 15,1 g; Natrium 1243 mg; Kohlenhydrate 54,4 g; Ballaststoffe 6,9 g; Zucker 4,3 g; Eiweiß 18,8 g

Nudelsalat mit Tzatziki

Vorbereitungszeit: 40 Minuten | **Kochzeit:** 15 Minuten | **Portionen:**4

½ Tasse rohe Cashews
4 Unzen Vollkornnudeln
1 Esslöffel ungesüßte, milchfreie Milch
1 Esslöffel kaltgepresstes Olivenöl
1 Esslöffel frisch gepresster Zitronensaft
¼ Salatgurke, entkernt und gewürfelt
1 Knoblauchzehe
1 Esslöffel frischer Dill
1 Teelöffel Meersalz
¼ Teelöffel frisch gemahlener schwarzer Pfeffer
¼ Tasse Kalamata-Oliven
¼ Tasse schwarze Oliven, entkernt
¼ Tasse sonnengetrocknete Tomaten
¼ Tasse Artischockenherzen, zerkleinert

1. Die Cashewkerne in einer kleinen Schüssel 30 Minuten lang in kochendem Wasser einweichen, dann abseihen und beiseite stellen. 2. Die Nudeln nach Packungsanweisung kochen. 3. Während die Nudeln kochen, das Tzatziki zubereiten. Cashews, Milch, Olivenöl, Zitronensaft, Gurke, Knoblauch, Dill, Salz und Pfeffer in einen Mixer oder eine Küchenmaschine geben. 4. Um sicherzustellen, dass die Sauce gut durch ist, können Sie mehrmals die Seiten des Mixers abkratzen. 5. Die Nudeln bissfest kochen, das Wasser abgießen und beiseite stellen. 6. Die Nudeln, die Kalamata-Oliven, die schwarzen Oliven, die Tomaten und die Artischockenherzen in einer großen Rührschüssel vermischen. 7. Das Tzatziki hinzufügen und umrühren, bis es eingearbeitet ist.
Zubereitungstipp: Eine englische Gurke sollte vor dem Schneiden nicht entkernt werden.
Variations-Tipp: Fügen Sie 2 Tassen gekochte, abgetropfte und abgespülte Bohnen hinzu, um mehr Eiweiß zu erhalten, und 4 Tassen gemischtes Blattgemüse, um mehr Ballaststoffe zu erhalten.

Pro Portion: Kalorien 371; Fett 23,58 g; Natrium 830 mg; Kohlenhydrate 37,4 g; Ballaststoffe 5 g; Zucker 4,93 g; Eiweiß 7,67 g

Süßlich schmeckender Salat mit Preiselbeeren, Brokkoli und Quinoa

Vorbereitungszeit: 40 Minuten | **Kochzeit:** 15 Minuten | **Portionen:** 4

⅓ Tasse ungekochte Quinoa, abgespült und abgetropft
1 Tasse Wasser
2⅔ Tassen frische Brokkoliröschen, zerkleinert
2 Frühlingszwiebeln, sowohl weiße als auch grüne Teile, gewürfelt
¼ Tasse Kürbiskerne, roh, geschält und ungesalzen
¾ Tasse ungesüßte getrocknete Preiselbeeren,
3 Esslöffel kaltgepresstes Olivenöl
2 Esslöffel Apfelessig
2 Teelöffel Dijon-Senf
3 Esslöffel frisch gepresster Orangensaft
Meersalz
Frisch gemahlener schwarzer Pfeffer

1. Die Quinoa und das Wasser in einem mittelgroßen Topf mit Deckel bei starker Hitze zum Kochen bringen. Einen Deckel auflegen und bei niedriger Hitze 12 bis 15 Minuten köcheln lassen, bis das Wasser aufgesogen ist. Mit einer Gabel auflockern und beiseite stellen. 2. Sobald die Quinoa abgekühlt ist, den Brokkoli, die Frühlingszwiebeln, die Kürbiskerne und die Cranberries in einer mittelgroßen Schüssel mischen. 3. Olivenöl, Essig, Senf und Orangensaft in einer kleinen Schüssel gut verrühren und mit Salz und Pfeffer abschmecken. 4. Quinoa und Brokkoli mischen und mit dem Dressing beträufeln. Rühren Sie das Gericht vollständig um. 5. Den Salat 30 Minuten lang im Kühlschrank kühlen. Servieren und genießen!
Variationstipp: Die Verwendung von Gemüsebrühe zum Kochen der Quinoa könnte mehr Geschmack verleihen, anderes Gemüse wie geschredderter Rosenkohl und Rucolablätter könnten den Brokkoli ersetzen, und auch die Zugabe von Nüssen wie Sonnenblumenkernen, Pekannüssen oder Mandeln kann kreativ sein.
Pro Portion: Kalorien 199; Fett 9,43g; Natrium 311mg; Kohlenhydrate 23,68g; Ballaststoffe 5g; Zucker 8,33g; Protein 7,47g

Gesunde Brühe mit frischem Gemüse

Vorbereitungszeit: 15 Minuten | **Kochzeit:** 40 Minuten | **Portionen:** 6

2 Stangen Staudensellerie
2 große Karotten
1 große Zwiebel
1 Esslöffel kaltgepresstes Olivenöl

8 Knoblauchzehen, gehackt
2 Esslöffel getrocknete Petersilie
2 Esslöffel getrockneter Thymian
2 Lorbeerblätter
8 Tassen Wasser

1. Sellerie und Möhren mit einer Bürste schrubben (die Möhren müssen nicht geschält werden). 2. Zwiebel schälen und Sellerie, Möhren und Zwiebel grob in 1 cm große Stücke schneiden. 3. Erhitzen Sie das Olivenöl in einem großen Topf bei starker Hitze. Das gehackte Gemüse, den Knoblauch, die Petersilie, den Thymian und die Lorbeerblätter etwa 5 Minuten kochen, bis der Knoblauch duftet. 4. Rühren Sie um und bringen Sie das Wasser zum Kochen. Sobald es kocht, die Hitze auf niedrige Stufe reduzieren und 30 Minuten ohne Deckel köcheln lassen. 5. Die festen Bestandteile wegwerfen und die Flüssigkeit aufbewahren. 6. Lagern Sie das Gemüse nach dem Abkühlen bis zu 5 Tage in Gläsern im Kühlschrank oder mehrere Monate in einem luftdichten Behälter im Gefrierschrank.
Zubereitungstipp: Verwenden Sie 2 Tassen Gemüsereste, die im Voraus eingefroren wurden, um die Brühe herzustellen, z. B. Pilzstängel, Brokkolistängel, verwelkter Spinat, Mangoldblätter und so weiter.
Pro Portion (½ TASSE): Kalorien 48; Fett 2,4 g; Natrium 30 mg; Kohlenhydrate 6,44 g; Ballaststoffe 1,4 g; Zucker 2,32 g; Eiweiß 0,88 g

Mediterraner Bohnensalat

Vorbereitungszeit: 10 Minuten | **Kochzeit:** 0 | **Für alle:** 3
1 (16-Unzen) Dose gemischte Bohnen, abgetropft und abgespült
2 Tassen Kirschtomaten, halbiert
1 Tasse frische Petersilie, fein gehackt
1 Esslöffel italienisches Gewürz (Zutaten folgen)
1 Esslöffel Apfelessig
1 Esslöffel Ahornsirup
1 Esslöffel kaltgepresstes Olivenöl
Meersalz
Frisch gemahlener schwarzer Pfeffer
Für die italienische Würze
1½ Teelöffel Oregano
1 Teelöffel Majoran
1 Teelöffel Thymian
½ Teelöffel Basilikum
½ Teelöffel Rosmarin
½ Teelöffel Salbei

1. Bohnen, Kirschtomaten, Petersilie, italienische Gewürze, Essig, Ahornsirup und Olivenöl in einer großen Schüssel vermengen. 2. Mit Salz und Pfeffer bestreuen. Servieren oder den Salat einen Tag lang im Kühlschrank marinieren. Er kann bis zu 5 Tage aufbewahrt werden.

Tipp zu den Zutaten: Sie können jede beliebige Kombination von Bohnen verwenden, auch gemischte Bohnen. Die italienische Würze kann aus beliebigen Gewürzen hergestellt und luftdicht aufbewahrt werden.
Variationstipp: Garnieren Sie mit Oliven, Avocado, gemischtem Grün oder Gurkenwürfeln.
Pro Portion: Kalorien 161; Fett 5,39g; Natrium 427mg; Kohlenhydrate 27,6g; Ballaststoffe 5,4g; Zucker 17,7g; Protein 3,34g

SNACK- UND VORSPEISEN-REZEPTE

Süße Bratäpfel mit Walnüssen

Vorbereitungszeit: 5 Minuten | **Kochzeit:** 12-15 Minuten | **Für alle:** 4

2 Granny-Smith-Äpfel
¼ Tasse zertifizierte glutenfreie Haferflocken
2 Esslöffel Honig
½ Teelöffel gemahlener Zimt
2 Esslöffel gehackte Walnüsse
Prise Salz
1 Esslöffel Olivenöl

1. Die Fritteuse im Voraus auf 380°F aufheizen. 2. Die Äpfel entkernen und halbieren. 3. Haferflocken, Honig, Zimt, Walnüsse, Salz und Olivenöl in einer mittelgroßen Schüssel mischen. 4. Auf jede Apfelhälfte ein Viertel der Hafermischung geben und darauf verteilen. 5. Die Äpfel im Frittierkorb 12-15 Minuten backen, bis sie durchgebraten sind.
Pro Portion: Kalorien 150; Fett 6g; Natrium 147mg; Kohlenhydrate 24g; Ballaststoffe 17g; Zucker 4g; Protein 2g

Mediterrane Nachspeise mit Karotten

Vorbereitungszeit: 10 Minuten | **Kochzeit:** 12 Minuten | **Für alle:** 6

Kochspray mit Olivenöl
1 Tasse geriebene Möhren
¼ Tasse roher Honig
¼ Tasse Olivenöl
½ Teelöffel Vanilleextrakt
1 Ei
¼ Tasse ungesüßtes Apfelmus
1 ⅓ Tasse Weizenvollkornmehl
¾ Teelöffel Backpulver
½ Teelöffel Backpulver
½ Teelöffel gemahlener Zimt
¼ Teelöffel gemahlene Muskatnuss
⅛ Teelöffel gemahlener Ingwer
⅛ Teelöffel Salz
¼ Tasse gehackte Walnüsse
2 Esslöffel gehackte goldene Rosinen

1. Die Fritteuse im Voraus auf 380°F aufheizen. Sechs Silikonmuffinförmchen innen leicht mit Olivenöl einsprühen. 2. Karotten, Honig, Olivenöl, Vanilleextrakt, Ei und ungesüßtes Apfelmus in eine mittelgroße Schüssel geben und gut vermengen. 3. Mehl, Backpulver, Natron, Zimt, Muskatnuss, Ingwer und Salz in einer anderen mittelgroßen Schüssel verrühren. 4. Die feuchten Zutaten mit den trockenen Zutaten vollständig vermischen. 5.

Walnüsse und Rosinen vorsichtig untermischen und in den Korb der Fritteuse geben, bevor die Muffinförmchen oder das Blech zu drei Vierteln mit Teig gefüllt werden. 6. Die Zeit für 10-12 Minuten erhitzen oder bis die mittleren Muffins gabelweich sind. 7. Sofort servieren oder in einer luftdichten Dose für den späteren Verzehr aufbewahren.
Variationstipp: Ersetzen Sie die Walnüsse durch Pekannüsse oder die goldenen Rosinen durch gewürfelte getrocknete Aprikosen, um Geschmack und Konsistenz zu verändern.
Pro Portion: Kalorien 272; Fett 14g; Natrium 188mg; Kohlenhydrate 35g; Ballaststoffe 4g; Zucker 14g; Protein 6g

Hausgemachte Müsliriegel

Vorbereitungszeit: 5 Minuten | **Kochzeit:** 15 Minuten | **Für alle:** 6

2 Tassen zertifizierte glutenfreie Haferflocken
2 Esslöffel zuckerfreie dunkle Schokoladenstückchen
2 Esslöffel ungesüßte getrocknete Cranberries
3 Esslöffel ungesüßte Kokosraspeln
½ Tasse roher Honig
1 Teelöffel gemahlener Zimt
⅛ Teelöffel Salz
2 Esslöffel Olivenöl

1. Die Fritteuse im Voraus auf 360°F einstellen. Zum Verschieben der Schale eine 8 x 8-Zoll-Backform verwenden und diese mit Pergamentpapier auslegen. 2. Mischen Sie alle Zutaten in einer größeren Schüssel zusammen. 3. Verteilen Sie die Hafermischung in der Auflaufform, und drücken Sie sie gleichmäßig und fest an. 4. Die Pfanne in den Korb der Heißluftfritteuse stellen und 15 Minuten lang backen. 5. Nach dem Herausnehmen der Pfanne den Granola-Kuchen an den Seiten des Pergamentpapiers anfassen und aus der Pfanne heben. 6. Den Kuchen in 6 gleich große Riegel schneiden und diese 5 Minuten lang backen. 7. Genießen Sie den Kuchen sofort, oder wickeln Sie ihn in Frischhaltefolie ein und lagern Sie ihn bei Zimmertemperatur für mindestens 1 Woche.
Variations-Tipp: Mischen Sie zusätzliche Nüsse, Samen oder Trockenfrüchte unter die Hafermischung, um für Abwechslung zu sorgen.
Pro Portion: Kalorien 216; Fett 7g; Natrium 82mg; Kohlenhydrate 48g; Ballaststoffe 5g; Zucker 25g; Protein 6g

Mediterraner Lava-Kuchen mit Zartbitterschokolade

Vorbereitungszeit: 5 Minuten | **Kochzeit:** 10 Minuten | **Für alle:** 4

Kochspray mit Olivenöl
¼ Tasse Weizenvollkornmehl
1 Esslöffel ungesüßtes dunkles Schokoladen-Kakaopulver
⅛ Teelöffel Salz
½ Teelöffel Backpulver

¼ Tasse roher Honig
1 Ei
2 Esslöffel Olivenöl

1. Die Fritteuse im Voraus auf 380°F vorheizen. Die Innenseiten von vier Auflaufformen leicht mit Olivenöl einsprühen. 2. Mehl, Kakaopulver, Salz, Backpulver, Honig, Ei und Olivenöl in eine mittelgroße Schüssel geben und gut vermengen. 3. Den Teig je nach Anzahl der Förmchen entsprechend aufteilen. 4. Die gefüllten Förmchen 10 Minuten in der Heißluftfritteuse backen. 5. Die Lavakuchen aus der Fritteuse nehmen und mit einem Messer an der Außenkante jedes Kuchens anheben. 6. Auflaufform auf eine Untertasse stellen und servieren.
Pro Portion: Kalorien 194; Fett 9g; Natrium 109mg; Kohlenhydrate 26g; Ballaststoffe 1g; Zucker 20g; Protein 3g

Einfache Torte mit Olivenöl

Vorbereitungszeit: 5 Minuten | **Kochzeit:** 12-15 Minuten | **Für alle:** 4
Kochspray mit Olivenöl
1½ Tassen Weizenvollkornmehl, plus mehr zum Bestäuben
3 Eier
⅓ Tasse Honig
½ Tasse Olivenöl
½ Tasse ungesüßte Mandelmilch
½ Teelöffel Vanilleextrakt
½ Teelöffel Mandelextrakt
1 Teelöffel Backpulver
½ Teelöffel Salz

1. Die Fritteuse im Voraus auf 380°F einstellen. Sprühen Sie Olivenöl auf die Innenseite einer 8 x 8-Zoll-Backform. Eine Schicht Vollkornmehl ausbreiten. Überschüssiges Mehl wird weggeworfen. 2. Eier und Honig in einer großen Schüssel mischen und gut verrühren. 3. Das Olivenöl vorsichtig unterrühren, dann nach und nach den Vanille- und Mandelextrakt in die Mandelmilch geben. 4. Das Mehl in einer separaten Schüssel mit dem Röstpulver und dem Salz verquirlen. 5. Die trockenen Zutaten mit einem Gummispatel vorsichtig in die feuchten Zutaten einrühren, bis alles gut vermischt ist. Achten Sie darauf, die Ränder der Schüssel abzukratzen. 6. Den Teig in die vorbereitete Form gießen und in die Fritteuse geben. 12 bis 15 Minuten backen, oder bis ein Zahnstocher in der Mitte sauber herauskommt. 7. Bereiten Sie eine Pfanne vor, gießen Sie den Teig hinein und stellen Sie die Pfanne in die Fritteuse, um sie 12 bis 15 Minuten lang zu backen, oder bis die Mitte des Gerichts gabelzart ist.
Variationstipp: Für einen würzigeren Geschmack geben Sie einfach einen Teelöffel Zimt oder Kürbiskuchengewürz in den Teig.
Pro Portion: Kalorien 594; Fett 36g; Natrium 391mg; Kohlenhydrate 60g; Ballaststoffe 5g; Zucker 26g; Protein 13g

Hausgemachte gefüllte Champignons mit Feta und Quinoa

Vorbereitungszeit: 5 Minuten | **Kochzeit:** 8 Minuten | **Portionen:** 6

2 Esslöffel fein gewürfelte rote Paprika
1 Knoblauchzehe, gehackt
¼ Tasse gekochte Quinoa
⅛ Teelöffel Salz
¼ Teelöffel getrockneter Oregano
24 Champignons, entstielt
2 Unzen zerbröckelter Feta
3 Esslöffel Vollkornbrotkrümel
Kochspray mit Olivenöl

1. Heizen Sie die Fritteuse im Voraus auf 360°F auf. 2. Paprika, Knoblauch, Quinoa, Salz und Oregano in eine kleine Schüssel geben. 3. Die Quinoa auslöffeln und vollständig in die Pilzköpfe füllen. 4. Auf jeden Pilz ein kleines Stück Feta legen und mit ihm belegen. 5. Jeden Pilz mit ein wenig Semmelbröseln dekorieren, die über den Feta gestreut werden. 6. Das Olivenöl in den Korb der Fritteuse sprühen. Die Pilze langsam und vorsichtig in den Korb schieben und dann backen. (Die Menge der Pilze in einem Korb muss die Größe der Fritteuse berücksichtigen.) 7. Stellen Sie die Frittierzeit ein und ändern Sie den Wert auf 8 Minuten. 8. Das Essen auf einen Teller geben und servieren.

Tipp für die Fritteuse: Wenn Ihre Fritteuse mit einem Tablett für den Korb ausgestattet ist, können Sie die Pilze auf das Tablett legen und das Tablett dann zum Backen in die Fritteuse stellen. So lassen sie sich zum Servieren leichter herausnehmen.

Pro Portion: Kalorien 71; Fett 3g; Natrium 168mg; Kohlenhydrate 8g; Ballaststoffe 1g; Zucker 3g; Protein 5g

Einfach-schnell kochende Meersalz-Pita-Chips

Vorbereitungszeit: 2 Minuten | **Kochzeit:** 8 Minuten | **Portionen:** 2

2 Vollkornpitas
1 Esslöffel Olivenöl
½ Teelöffel koscheres Salz

1. Heizen Sie die Fritteuse im Voraus auf 360°F auf. 2. Jedes Fladenbrot in 8 Keile schneiden. 3. Die Pitastücke, das Olivenöl und das Salz in einer mittelgroßen Schüssel mischen. Alles gut durchschwenken, damit die Fladen bedeckt sind und das Olivenöl und das Salz gleichmäßig verteilt sind. 4. Die Pitawürfel in einer gleichmäßigen Schicht in den Frittierkorb legen und 6-8 Minuten garen lassen (die Garzeit hängt von der Dicke und Farbe der Pitawürfel ab). 5. Wenn Sie die Pitawürfel mit zusätzlichem Salz servieren möchten, bereiten Sie einen oder einen Lieblingsdip zu.

Tipp für Variationen: Teilen Sie das Fladenbrot in verschiedene Chargen auf und fügen Sie ¼ bis ½ Teelöffel zusätzliche Gewürze hinzu, wenn Sie jede Charge vor dem Kochen mischen. Einige schmackhafte Optionen sind frisch gemahlener schwarzer Pfeffer, Cayennepfeffer, gemahlener Kreuzkümmel oder frischer Koriander.
Pro Portion: Kalorien 134; Fett 7g; Natrium 706mg; Kohlenhydrate 15g; Ballaststoffe 2g; Zucker 0,2g; Protein 2,7g

Gebackener Spinat-Feta-Dip

Vorbereitungszeit: 10 Minuten | **Kochzeit:** 15 Minuten | **Für alle:** 2

Kochspray mit Olivenöl
3 Esslöffel Olivenöl, aufgeteilt
2 Esslöffel gehackte weiße Zwiebel
2 Knoblauchzehen, gehackt
4 Tassen frischer Spinat
4 Unzen Frischkäse, erweicht
4 Unzen Feta-Käse, geteilt
Schale von 1 Zitrone
¼ Teelöffel gemahlene Muskatnuss
1 Teelöffel getrockneter Dill
½ Teelöffel Salz
Pita-Chips, Karottenstäbchen oder geschnittenes Brot zum Servieren (optional)

1. Die Fritteuse im Voraus auf 360°F vorheizen. Die Innenseite einer 6-Zoll-Auflaufform mit Olivenöl besprühen. 2. In einer großen Pfanne bei mittlerer Hitze 1 Esslöffel Olivenöl erhitzen. Die Zwiebel hinzufügen und 1 Minute lang braten. 3. Eine große Pfanne auf mittlerer Stufe erhitzen und 1 Esslöffel des Olivenöls in eine große Pfanne geben. Die Zwiebel hinzugeben und 1 Minute lang kochen. 4. Den Knoblauch untermischen und mindestens 1 Minute weiterrühren. 5. Die Hitze herunterschalten, den Spinat und das Wasser hinzugeben und 2-3 Minuten kochen lassen, bis der Spinat gar ist. 6. Den Frischkäse, 2 Unzen Feta und die restlichen 2 Esslöffel Olivenöl sowie die Zitronenschale, Muskatnuss, Dill und Salz in einer mittelgroßen Schüssel vermengen, so dass sich diese Zutaten vollständig verbinden. 7. Das Gemüse mit der Käsemasse verrühren. 8. Die Dip-Mischung in die vorbereitete Auflaufform geben. Die restlichen 2 Unzen Fetakäse oben auf die Auflaufform geben. 9. Den Dip in der Heißluftfritteuse 10 Minuten lang garen, bis er durchgebraten ist und Blasen wirft. 10. Die Pita-Chips, Möhrenstifte oder Brotscheiben auf Tellern anrichten und servieren.
Pro Portion: Kalorien 594; Fett 51g; Natrium 1519mg; Kohlenhydrate 20,5g; Ballaststoffe 2,4g; Zucker 6g; Protein 16g

Hausgemachte Falafel mit Knoblauch-Joghurt-Sauce

Vorbereitungszeit: 5 Minuten | **Kochzeit:** 15 Minuten | **Für alle:** 4

Für die Falafel:

1 (15-Unzen) Dose Kichererbsen, abgetropft und abgespült
½ Tasse frische Petersilie
2 Knoblauchzehen, gehackt
½ Esslöffel gemahlener Kreuzkümmel
1 Esslöffel Weizenvollkornmehl
Salz

Für die Knoblauch-Joghurt-Sauce:

1 Tasse fettarmer griechischer Joghurt
1 Knoblauchzehe, gehackt
1 Esslöffel gehackter frischer Dill
2 Esslöffel Zitronensaft

So bereiten Sie die Falafel zu: 1. Heizen Sie die Fritteuse im Voraus auf 360°F auf. 2. Die Kichererbsen zerkleinern, Petersilie, Knoblauch und Kreuzkümmel hinzufügen und die Küchenmaschine weitere 1-2 Minuten laufen lassen, bis die Zutaten vollständig vermischt sind und zu einem Teig werden. 3. Etwas Mehl dazugeben. Einige Male muss die Einstellung pulsieren. Es ist offensichtlich, dass der Teig seine Textur zeigen würde, während die Kichererbsen in kleinen Punkten pulsiert werden müssen. 4. Mit sauberen Händen den Teig zu 8 gleich großen Kugeln rollen, dann die Kugeln etwas flach drücken, so dass sie etwa ½-dicke Scheiben sind. 5. Mit sauberen Händen den Teig zu 8 gleichgroßen Kugeln rollen und diese dann leicht zu ½-dicken Scheiben klopfen. 6. Den Korb der Fritteuse mit Olivenöl einsprühen, die Falafel-Patties in einer einzigen Lage in den Korb legen und einen gewissen Abstand halten. 7. Die Heißluftfritteuse auf 15 Minuten einstellen, um das Gericht zu backen. Dann 15 Minuten lang kochen.
So wird die Knoblauch-Joghurt-Sauce zubereitet: 1. Joghurt, Knoblauch, Dill und Zitronensaft in einer kleinen Schüssel verrühren. 2. Wenn die Falafel fertig frittiert sind, so dass sie von allen Seiten gut gebräunt sind, aus der Fritteuse nehmen. Etwas Salz darüber streuen. 3. Heiß mit einer Dip-Sauce genießen.
Variationstipp: Wenn Sie den Geschmack von Koriander mögen, verwenden Sie ¼ Tasse frischen Koriander und ¼ Tasse frische Petersilie anstelle einer ganzen ½ Tasse Petersilie.
Pro Portion: Kalorien 156; Fett 2,3g; Natrium 311mg; Kohlenhydrate 21g; Ballaststoffe 5g; Zucker 5g; Protein 12g

Mediterrane Zitronengarnele

Vorbereitungszeit: 5 Minuten | **Kochzeit:** 6 Minuten | **Portionen:** 4

1 Pfund mittelgroße Garnelen, gesäubert und entdarmt
¼ Tasse plus 2 Esslöffel Olivenöl, aufgeteilt
Saft von ½ Zitrone
3 Knoblauchzehen, gehackt und geteilt
½ Teelöffel Salz
¼ Teelöffel rote Paprikaflocken
Zitronenspalten, zum Servieren (optional)

Marinara-Soße, zum Dippen (optional)

1. Die Fritteuse im Voraus auf 380°F aufheizen. 2. 2. 2 Esslöffel Olivenöl und Zitronensaft zu den Garnelen gießen, mit ⅓ des gehackten Knoblauchs, Salz und roten Paprikaflocken vermischen, damit die Garnelen vollständig bedeckt sind. 3. Die restliche ¼ Tasse Olivenöl und den restlichen gehackten Knoblauch in eine kleine Auflaufform geben. 4. Die Garnelen in die Mitte eines 12 x 12 Zoll großen Blattes aus Aluminiumfolie geben. Die Seiten andrücken. Das Päckchen in den Korb der Fritteuse legen. 5. Die Garnelen 4 Minuten lang braten, dann die Fritteuse öffnen und die Auflaufform mit Öl und Knoblauch in den Korb neben das Garnelenpaket stellen. Weitere 2 Minuten garen. 6. Die Fritteuse 4 Minuten lang auf Backen einstellen. Danach die Auflaufform mit Öl und Knoblauch in den Korb neben dem Garnelenpaket geben. Weitere 2 Minuten garen. 7. Die Auflaufform mit dem Knoblauch-Olivenöl zum Dippen auf einem Teller oder einer Platte anrichten und die Garnelen zum Servieren beiseite stellen. Wenn Sie andere Dips probieren möchten, können Sie auch Zitronenspalten und Marinarasauce dazu reichen.
Pro Portion: Kalorien 154; Fett 7g; Natrium 1078mg; Kohlenhydrate 4g; Ballaststoffe 0,3g; Zucker 0,8g; Protein 16g

Gesunder knuspriger Snack mit grünen Bohnen

Vorbereitungszeit: 5 Minuten | **Kochzeit:** 5 Minuten | **Portionen:** 4
Für die grünen Bohnen

1 Ei
2 Esslöffel Wasser
1 Esslöffel Weizenvollkornmehl
¼ Teelöffel Paprika
½ Teelöffel Knoblauchpulver
½ Teelöffel Salz
¼ Tasse Vollkornbrotkrümel
½ Pfund ganze grüne Bohnen

Für die Zitronen-Joghurt-Sauce

½ Tasse fettarmer griechischer Joghurt
1 Esslöffel Zitronensaft
¼ Teelöffel Salz
⅛ Teelöffel Cayennepfeffer

So bereiten Sie die grünen Bohnen zu: 1. Heizen Sie die Fritteuse im Voraus auf 380 Grad F vor. 2. Schlagen Sie das Ei mit Wasser in einer mittelgroßen flachen Schüssel auf und kochen Sie es schaumig. 3. Mehl, Paprikapulver, Knoblauchpulver und Salz in eine andere flache Schüssel geben und mit dem Schneebesen verrühren. Dann die Semmelbrösel untermischen. 4. Das Olivenöl auf den Boden der Fritteuse sprühen. 5. Grüne Bohnen mit der Eimischung vollständig vermischen, so dass jede grüne Bohne in die Eimischung eintauchen kann. Dann die Brotkrume eintauchen, um die dicken Krümel zu überziehen.

Legen Sie die grünen Bohnen in den Boden des Frittierkorbs. 6. 5 Minuten Frittierzeit einstellen oder bis die Panade goldbraun wird.

So wird die Zitronen-Joghurt-Sauce zubereitet: 1. Joghurt, Zitronensaft, Salz und Cayenne in einer kleinen Schüssel verrühren. 2. Die Zitronen-Joghurt-Sauce und die Pommes frites auf Tellern anrichten und servieren.

Air Fryer Hack: Wenn Sie eine kleinere Fritteuse verwenden und dieses Rezept schubweise zubereiten müssen, achten Sie darauf, den Boden des Korbs zwischen den Schubladen abzuwischen, damit die herunterfallenden Krümel nicht verbrennen.

Tipp für die Zutaten: Wenn Sie im Supermarkt keine Vollkornbrotkrümel finden, können Sie diese auch selbst herstellen, indem Sie ein paar Scheiben Vollkornbrot in der Küchenmaschine zerkleinern.

Abwandlungstipp: Durch schnelles Zerkleinern einiger Scheiben Vollkornbrot in der Küchenmaschine kann das verpackte Brot ersetzt werden.

Pro Portion: Kalorien 110; Fett 3g; Natrium 539mg; Kohlenhydrate 12,5g; Ballaststoffe 2g; Zucker 3g; Protein 8g

REZEPTE FÜR STÄRKEHALTIGE HAUPTGERICHTE

Avocado-Pesto-Linguine

Vorbereitungszeit: 10 Minuten | **Kochzeit:** 10 Minuten | **Portionen:** 4

1 Pfund getrocknete Linguine
2 Avocados, grob zerkleinert
½ Tasse Olivenöl
½ Tasse verpacktes frisches Basilikum
½ Tasse Pinienkerne
Saft von 1 Zitrone
3 Knoblauchzehen
1 Esslöffel verpackte sonnengetrocknete Tomaten
⅛ Teelöffel italienisches Gewürz
⅛ Teelöffel rote Paprikaflocken
Meersalz
Frisch gemahlener schwarzer Pfeffer

1. Einen großen Suppentopf zu drei Vierteln mit Wasser füllen und bei starker Hitze zum Kochen bringen. Die Nudeln hinzufügen und nach Packungsanweisung bissfest kochen, etwa 15 Minuten. 2. Wasser in einen großen Suppentopf gießen, bis er zu drei Vierteln gefüllt ist. Bei starker Hitze zum Kochen bringen. Dann die Nudeln nach Packungsanweisung ca. 15 Minuten oder bis sie bissfest sind kochen. 3. Während die Nudeln kochen, Olivenöl, Basilikum, Pinienkerne, Zitronensaft, Knoblauch, sonnengetrocknete Tomaten, italienische Gewürze, rote Paprikaflocken und Avocados in eine Küchenmaschine geben und zu einer Paste verarbeiten. Mit Salz und schwarzem Pfeffer abschmecken. 4. Wenn die Nudeln gekocht sind, abgießen und zurück in den Topf geben. Die Hälfte des Pestos in den Topf geben und gut vermischen. Nach Belieben kann mehr Pesto hinzugefügt werden. 5. Bewahren Sie übrig gebliebenes Pesto in einem luftdichten Behälter im Kühlschrank bis zu 4 Tage und übrig gebliebene Nudeln in einem separaten luftdichten Behälter bis zu 3 Tage auf.
Variations-Tipp: Dieses Pesto eignet sich hervorragend als Brotaufstrich, als Dip für Gemüse und sogar als Belag für Hähnchen.
Pro Portion: Kalorien 799; Fett 53g; Natrium 262mg; Kohlenhydrate 88g; Ballaststoffe 17g; Zucker 67g; Protein 6g

Gefüllte Jumbo-Nudelschalen mit Gemüse

Vorbereitungszeit: 20 Minuten | **Kochzeit:** 15 Minuten | **Für alle:** 4

12 getrocknete Jumbo-Nudelschalen
½ englische Salatgurke, gewürfelt
½ Tasse gehackter Baby-Rucola
½ Avocado, gewürfelt
12 Kalamata-Oliven, entkernt und gehackt
½ Tasse zerbröckelter Feta-Käse

⅓ Teelöffel gehackter frischer Thymian
¼ Tasse Olivenöl
2 Esslöffel frisch gepresster Zitronensaft
1 Knoblauchzehe, gehackt
1 Teelöffel Honig
Meersalz
Frisch gemahlener schwarzer Pfeffer

1. Einen großen Suppentopf zu drei Vierteln mit Wasser füllen und bei starker Hitze zum Kochen bringen. Die Muscheln hinzufügen und nach Packungsanweisung bissfest kochen, etwa 15 Minuten. Die Muscheln abgießen und zum Abkühlen beiseite stellen. 2. Einen großen Suppentopf zu drei Vierteln mit Wasser füllen. Erhitzen Sie das Wasser bei starker Hitze, um es zum Kochen zu bringen. Die Muscheln nach Packungsanweisung etwa 15 Minuten oder bis sie bissfest sind kochen. Das überschüssige Wasser aus den Muscheln abgießen und für die spätere Verwendung abkühlen lassen. 3. Gurke, Avocado, Rucola, Thymian und Feta in einer großen Schüssel mischen. 4. den Zitronensaft, den Honig, den Knoblauch und das Olivenöl in einer separaten kleinen Schüssel vermischen. Mit Salz und Pfeffer abschmecken. Über das Gemüse träufeln und gut vermischen. Schmecken Sie ab und passen Sie die Gewürze nach Belieben an. 5. Die Muscheln mit der Gemüsemischung füllen. Servieren und genießen!
Tipp zum Servieren: Die Füllung kann im Voraus zubereitet werden und in einem luftdichten Behälter im Kühlschrank bis zu 3 Tage aufbewahrt werden. Dann kochen Sie die Muscheln einfach und füllen sie, wenn Sie sie servieren möchten!
Pro Portion: Kalorien 537; Fett 24g; Natrium 449mg; Kohlenhydrate 74g; Ballaststoffe 12g; Zucker 3g; Protein 10g

Mediterraner Farfalle-Nudelsalat

Vorbereitungszeit: 20 Minuten | **Kochzeit:** 15 Minuten | **Für alle:** 4
4 Tassen getrocknete Farfalle-Nudeln (Schleifen)
1 Tasse Kichererbsen aus der Dose, abgetropft und abgespült
⅔ Tasse Artischockenherzen in Wasser, abgetropft und gewürfelt
½ rote Zwiebel, in dünne Scheiben geschnitten
1 Tasse verpackter Babyspinat
½ rote Paprika, gewürfelt
1 Roma-Tomate (Pflaume), gewürfelt
½ englische Gurke, längs geviertelt und in ½-Zoll-Stücke geschnitten
⅓ Tasse kaltgepresstes Olivenöl
Saft von ½ Zitrone
Meersalz
Frisch gemahlener schwarzer Pfeffer
½ Tasse zerbröckelter Feta-Käse

1. Wasser in einen großen Topf gießen, der zu drei Vierteln gefüllt ist. Bei starker Hitze zum Kochen bringen. Die Nudeln im kochenden Wasser nach Packungsanweisung ca. 15 Minuten oder bis sie bissfest sind kochen. Das überschüssige Wasser von den Nudeln abgießen und sie unter kaltem Wasser abspülen. 2. Während die Nudeln kochen, die Kichererbsen, Artischockenherzen, Zwiebeln, Spinat, Tomaten, Paprika und Gurken in einer großen Schüssel mischen. 3. Wenn die Nudeln fertig sind, die Nudeln in die Schüssel geben und mit Olivenöl, Zitronensaft, Salz und schwarzem Pfeffer beträufeln und mischen, bis alles gut vermischt ist. 4. Den Feta über die Nudeln streuen. Servieren und genießen! 5. Reste in einem luftdichten Behälter im Kühlschrank bis zu 4 Tage aufbewahren.
Zubereitungstipp: Die Qualität des nativen Olivenöls extra ist entscheidend für den Erfolg dieses Gerichts, also achten Sie darauf, dass Sie ein hochwertiges EVOO verwenden. Normales Olivenöl gibt dem Gericht nicht den nötigen Geschmack.
Pro Portion: Kalorien 422; Fett 17g; Natrium 531mg; Kohlenhydrate 60g; Ballaststoffe 12g; Zucker 5g; Protein 12g

Muschel-Spaghetti

Vorbereitungszeit: 5 Minuten | **Kochzeit:** 10 Minuten | **Für alle:** 4

1 Pfund getrocknete Spaghetti
¼ Tasse Olivenöl
2 Esslöffel ungesalzene Butter
4 Knoblauchzehen, gehackt
1 Dose (12 Unzen) gehackte Venusmuscheln, mit ihrem Saft
½ Teelöffel rote Paprikaflocken
¼ Tasse gehackte frische italienische Petersilie
Frisch gemahlener schwarzer Pfeffer

1. Einen großen Suppentopf zu drei Vierteln mit Wasser füllen. Bei starker Hitze zum Kochen bringen. Die Nudeln im kochenden Wasser nach Packungsanweisung etwa 15 Minuten oder bis sie bissfest sind kochen. Überschüssiges Wasser von den Nudeln abgießen und zur späteren Verwendung beiseite stellen. 2. Das Olivenöl und die Butter bei mittlerer bis hoher Hitze im Suppentopf erhitzen. Den Knoblauch etwa 3 bis 4 Minuten darin braten, bis er duftet. Rote Paprikaflocken, Venusmuscheln und ihren Saft in den Topf geben und etwa 2 bis 3 Minuten kochen. 3. Den Herd ausschalten und die Spaghetti hinzugeben. So lange rühren, bis die Spaghetti gut vermengt sind. 4. Mit Petersilie bestreuen und mit schwarzem Pfeffer würzen. Servieren und genießen!
Kochtipp: Fügen Sie etwas geriebenen Parmesan hinzu, wenn Sie die Spaghetti mit der Sauce vermischen. Sie können auch einen Spritzer Weißwein zu den Muscheln geben.
Pro Portion: Kalorien 347; Fett 18g; Natrium 337mg; Kohlenhydrate 42g; Ballaststoffe 6g; Zucker 4g; Protein 7g

Aranicini mit Tomatensoße

Vorbereitungszeit: 15 Minuten | **Kochzeit:** 20 Minuten | **Für alle:** 8

1 Tasse Brotkrumen
2 Tassen gekochten Risotto (siehe Tipp)
2 große Eier, geteilt
¼ Tasse frisch geriebener Parmesankäse
8 frische Baby-Mozzarella-Kugeln oder 1 Stange (4 Zoll) frischer Mozzarella, in 8 Stücke geschnitten
2 Esslöffel Wasser
1 Tasse Maisöl
1 Tasse einfache Tomaten-Basilikum-Soße, oder im Laden gekauft

1. Die Semmelbrösel in eine kleine Schüssel geben und beiseite stellen. 2. Risotto, 1 Ei und Parmesankäse in einer separaten mittelgroßen Schüssel verrühren, bis alles gut vermischt ist. 3. Die Risottomischung mit leicht angefeuchteten Händen in 8 Stücke teilen. Die Stücke auf einer sauberen Arbeitsfläche flach drücken. 4. Auf jede abgeflachte Reisscheibe 1 Mozzarellakugel geben. Den Mozzarella zu einer Kugel zusammenklappen. 5. Die restlichen Eier und das Wasser in einer mittelgroßen Schüssel verquirlen. 6. Jede vorbereitete Risottokugel in die Eimasse tauchen und in den Semmelbröseln wälzen. Beiseite stellen. 7. Das Maiskeimöl in einer großen Pfanne bei starker Hitze etwa 3 Minuten erhitzen. 8. Die Risottobällchen in das heiße Öl geben und 5 bis 8 Minuten goldbraun braten. Um ein gleichmäßiges Garen zu gewährleisten, die Bällchen nach Bedarf umrühren. 9. Die frittierten Bällchen auf Papiertücher geben, um das überschüssige Öl abzutropfen. 10. Die Tomatensoße in einem mittelgroßen Topf bei mittlerer Hitze 5 Minuten köcheln lassen, dabei gelegentlich umrühren. 11. Die Sauce zu den Reisbällchen geben und servieren.
Zutatentipp: Für dieses Rezept können Sie den Spargel-Risotto für dieses Rezept vorbereiten. Befolgen Sie die Anweisungen wie beschrieben, aber fügen Sie den Spargel nicht hinzu.
Pro Portion: Kalorien 387; Fett 29g; Natrium 509mg; Kohlenhydrate 28g; Ballaststoffe 3g; Zucker 21g; Protein 3g

Einfacher spanisch-inspirierter Reis

Vorbereitungszeit: 10 Minuten | **Kochzeit:** 35 Minuten | **Portionen:** 4

¼ Tasse Olivenöl
1 kleine Zwiebel, fein gewürfelt
1 rote Paprika, entkernt und gewürfelt
1½ Tassen weißer Reis
1 Teelöffel edelsüßes Paprikapulver
½ Teelöffel gemahlener Kreuzkümmel
½ Teelöffel gemahlener Koriander
1 Knoblauchzehe, gehackt
3 Esslöffel Tomatenmark

3 Tassen Gemüsebrühe
⅛ Teelöffel Salz, plus mehr nach Bedarf

1. Das Olivenöl in einer großen Pfanne mit schwerem Boden bei mittlerer Hitze erhitzen. 2. Die Zwiebel und die rote Paprikaschote etwa 5 Minuten oder bis sie weich sind, braten. 3. Dann Reis, Kreuzkümmel, Paprika und Koriander etwa 2 Minuten unter Rühren kochen, bis sie sich verbunden haben. Abschmecken und die Gewürze nach Bedarf anpassen. 4. Die Mischung zum Kochen bringen, indem die Hitze erhöht wird. Dann die Hitze auf niedrige Stufe reduzieren. Zudecken und 20 Minuten köcheln lassen. 5. Den Reis 5 Minuten lang mit geschlossenem Deckel stehen lassen. Servieren und genießen!
Pro Portion: Kalorien 417; Fett 14g; Natrium 793mg; Kohlenhydrate 66g; Ballaststoffe 2g; Zucker 4g; Protein 6g

Zucchini-Reis-Bowl mit Tzatziki

Vorbereitungszeit: 20 Minuten | **Kochzeit:** 35 Minuten | **Portionen:** 4
¼ Tasse Olivenöl
1 Zwiebel, gewürfelt
3 Zucchinis, gewürfelt
1 Tasse Gemüsebrühe
½ Tasse gehackter frischer Dill
Salz
Frisch gemahlener schwarzer Pfeffer
1 Tasse Kurzkornreis
2 Esslöffel Pinienkerne oder Mandelsplitter, geröstet (siehe Tipp)
1 Tasse Tzatziki-Sauce, Naturjoghurt, oder im Laden gekauft

1. Das Olivenöl in einem Topf mit schwerem Boden bei mittlerer Hitze erhitzen. 2. Die Zwiebel etwa 5 Minuten bei mittlerer Hitze kochen. 3. Die Gemüsebrühe, den Dill, das Salz und den Pfeffer dazugeben und umrühren. Die Mischung durch Erhöhen der Hitze zum Kochen bringen. 4. Den Reis hinzugeben und umrühren. Die Mischung wieder zum Kochen bringen und dann die Hitze auf einen sehr niedrigen Wert reduzieren. Den Topf abdecken und 15 Minuten kochen lassen. Den Herd ausschalten und den Reis zugedeckt 10 Minuten ruhen lassen. 5. Den Reis auf eine Servierplatte geben. Die Pinienkerne dazugeben. 6. Mit der Tzatziki-Sauce servieren.
Tipp für die Zutaten: Das Rösten der Nüsse verstärkt den Geschmack. Zum Rösten der Pinienkerne diese in einer gleichmäßigen Schicht auf einem Backblech anordnen. Im Backofen bei 350°F 4 bis 5 Minuten backen, bis die Nüsse goldbraun sind.
Pro Portion: Kalorien 334; Fett 14g; Natrium 841mg; Kohlenhydrate 48g; Ballaststoffe 3g; Zucker 4g; Protein 5g

Knoblauch-Garnelen mit Engelshaar-Pasta

Vorbereitungszeit: 10 Minuten | **Kochzeit:** 5 Minuten | **Portionen:** 4 oder 5

1 Pfund getrocknete Engelshaar-Nudeln
2 Esslöffel Olivenöl
3 Knoblauchzehen, gehackt
1 Pfund große Garnelen, geschält und entdarmt
Schale von ½ Zitrone
¼ Tasse gehackte frische italienische Petersilie
¼ Teelöffel rote Paprikaflocken (optional)

1. Wasser in einen großen Topf gießen, bis er zu drei Vierteln gefüllt ist. Bei starker Hitze zum Kochen bringen. Die Nudeln im kochenden Wasser nach Packungsanweisung ca. 5 Minuten oder bis sie bissfest sind kochen. Überschüssiges Wasser von den Nudeln abgießen und für die spätere Verwendung beiseite stellen. 2. Verringern Sie die Hitze auf mittlere Stufe und geben Sie das Olivenöl hinzu. Dann den Knoblauch im Topf etwa 3 Minuten lang anbraten, bis er duftet. Die Garnelen hinzufügen und 4 Minuten lang kochen, bis sie rosa und weiß sind und durchgebraten sind. 3. Den Topf vom Herd nehmen und die Nudeln hineingeben. Dann die Zitronenschale über die Nudeln träufeln und gut vermischen. 4. Nach Belieben mit Petersilie und roten Paprikaflocken garnieren. 5. Servieren oder in einem luftdichten Behälter im Kühlschrank bis zu 4 Tage aufbewahren.
Tipp zu den Zutaten: Ein wenig Schärfe verleiht diesem Gericht eine besondere Note, aber wenn Sie kein Fan von Gewürzen sind, lassen Sie die roten Paprikaflocken weg.
Pro Portion: Kalorien 442; Fett 8g; Natrium 518mg; Kohlenhydrate 74g; Ballaststoffe 10g; Zucker 0,3g; Protein 19g

Spaghetti mit Parmesan

Vorbereitungszeit: 10 Minuten | **Kochzeit:** 15 Minuten | **Portionen:** 4 oder 5

1 Pfund getrocknete Spaghetti
½ Tasse Olivenöl
6 Knoblauchzehen, in dünne Scheiben geschnitten
¼ Tasse gehackte frische italienische Petersilie, plus mehr zum Garnieren
4 Esslöffel geriebener Parmesankäse, aufgeteilt
¼ Teelöffel rote Paprikaflocken
Meersalz
Frisch gemahlener schwarzer Pfeffer

1. Wasser in einen großen Suppentopf gießen, der zu drei Vierteln gefüllt ist. Bei starker Hitze zum Kochen bringen. Die Nudeln im kochenden Wasser nach Packungsanweisung ca. 15 Minuten oder bis sie bissfest sind kochen. Überschüssiges Wasser von den Nudeln abgießen und beiseite stellen. 2. Reduzieren Sie die Hitze auf niedrig und geben Sie das Olivenöl hinzu. Braten Sie den Knoblauch in dem Topf etwa 3 bis 5 Minuten an, bis er leicht golden ist. Den Herd ausschalten und die gekochten Nudeln hinzugeben. Die Nudeln

durchschwenken, damit sie vollständig mit dem Olivenöl und dem Knoblauch bedeckt sind. 3. Petersilie, 2 Esslöffel Parmesan, rote Paprikaflocken, Salz und schwarzen Pfeffer hinzufügen und gut umrühren. 4. Auf 4 Schüsseln verteilen und mit den restlichen 2 Esslöffeln Parmesan beträufeln. Servieren und genießen!
Tipp zum Austauschen: Alle langen Nudelformen eignen sich für dieses Gericht, z. B. Engelshaar, Linguine oder Fettuccine. Passen Sie einfach die Kochzeit wie auf der Packung angegeben an, um eine perfekte al dente-Textur zu erhalten.
Pro Portion: Kalorien 328; Fett 23g; Natrium 194mg; Kohlenhydrate 26g; Ballaststoffe 4g; Zucker 1g; Protein 6g

Freekeh mit Pinienkernen

Vorbereitungszeit: 10 Minuten | **Kochzeit:** 40 Minuten | **Portionen:** 4

4 Esslöffel Gheeoder gekauftes
1 Zwiebel, gewürfelt
3½ Tassen Gemüsebrühe
1 Teelöffel gemahlener Piment
2 Tassen Freekeh
2 Esslöffel Pinienkerne, geröstet

1. Das Ghee in einem Topf mit schwerem Boden bei mittlerer Hitze schmelzen. 2. Die Zwiebel hinzufügen und kochen, bis sie goldgelb ist, etwa 5 Minuten, dabei ab und zu umrühren. 3. Dann die Gemüsebrühe in den Topf gießen und den Piment hinzufügen. Zum Kochen bringen. 4. das Freekeh hinzufügen und umrühren. Die Mischung erneut zum Kochen bringen. Dann die Hitze auf niedrige Stufe reduzieren. Die Mischung zugedeckt 30 Minuten lang köcheln lassen, dabei gelegentlich umrühren. 5. Das Freekeh in eine Servierschüssel geben und die gerösteten Pinienkerne darüber streuen. 6. Servieren und genießen!
Pro Portion: Kalorien 181; Fett 13g; Natrium 503mg; Kohlenhydrate 8g; Ballaststoffe 2g; Zucker 4g; Protein 11g

REZEPTE FÜR SÜßSPEISEN, DESSERTS UND GRUNDNAHRUNGSMITTEL

Geschmacksrichtung Vanille Bites

Vorbereitungszeit: 10 Minuten | **Garzeit:** 50 Minuten | **Portionen:** 24 Bissen

1 (12-Unzen) Schachtel Butterkuchenmischung
½ Tasse (1 Stick) Butter, geschmolzen
3 große Eier, geteilt
1 Tasse Zucker
1 (8 Unzen) Frischkäse (fettreduzierter Käse ist auch erlaubt)
1 Teelöffel Vanilleextrakt

1. Schalten Sie den Ofen ein und heizen Sie ihn auf 350 Grad F vor. 2. Für die erste Schicht mischen Sie in einer mittelgroßen Schüssel die Kuchenmischung, die Butter und ein Ei. Dann die Mischung in die Form geben. 3. Für die zweite Schicht Zucker, Frischkäse, die restlichen zwei Eier und Vanille in einer Schüssel vermischen und leicht über die erste Schicht geben. Backen Sie sie 45 bis 50 Minuten im Ofen und lassen Sie sie bei Zimmertemperatur abkühlen. 4. Teilen Sie den Kuchen in 24 Stücke. Genießen. 5. Die Reste können in einem luftdichten Behälter im Kühlschrank bis zu 7 Tage aufbewahrt werden.
Pro Portion (1 Bissen): Kalorien 175; Fett 17,15g; Natrium 140mg; Kohlenhydrate 4,67g; Ballaststoffe 0; Zucker 4,15g; Protein 1,24g

Fantastischer Cranberry-Laibchen-Roll-Up

Vorbereitungszeit: 110 Minuten | **Kochzeit:** 60 Minuten | **Für alle:** 4
Für den Teig

3 Tassen Allzweckmehl
1 (0,25-Unzen) Päckchen schnell aufgehende Hefe
½ Teelöffel Salz
⅛ Teelöffel gemahlener Zimt
⅛ Teelöffel gemahlener Kardamom
½ Tasse Wasser
½ Tasse Mandelmilch/fettfreie Kuhmilch
⅓ Tasse Butter, gewürfelt

Für die Cranberry-Füllung

1 (12-Unzen) Dose Preiselbeersauce
½ Tasse gehackte Walnüsse
2 Esslöffel geriebene Orangenschale
2 Esslöffel Orangensaft

1. Mehl, Hefe, Salz, Zimt und Kardamom in einer Schüssel gut vermischen. 2. In einem kleinen Topf das Wasser, die Mandelmilch und die Butter bei mittlerer bis hoher Hitze erhitzen. Sobald das Wasser kocht, die Hitze auf mittlere bis niedrige Stufe stellen. Langsam bei einer Temperatur nahe dem Siedepunkt 10 bis 15 Minuten lang kochen, bis die Flüssigkeit eindickt. 3. Die flüssigen Zutaten zu den trockenen Zutaten geben und den Teig mit einem Holzlöffel oder Spatel gut durchkneten, bis er in der Schüssel eine Kugel bildet. 4.

Den Teig in eine gefettete Schüssel geben, dicht und fest mit einem Küchentuch abdecken und 1 Stunde lang ruhen lassen. 5. Für die Preiselbeerfüllung die Preiselbeersauce mit den Walnüssen, der Orangenschale und dem Orangensaft in einer Schüssel gut vermischen. **Zusammensetzen des Brotes** 1. Den Teig zu einem Rechteck ausrollen, das etwa einen Zentimeter dick und 10 x 7 Zentimeter breit ist. 2. Die Preiselbeerfüllung gleichmäßig auf der Oberfläche des ausgerollten Teigs verteilen, dabei an den Rändern einen 1-Zoll-Rand frei lassen. Beginnen Sie mit dem langen Teig, drücken Sie ihn mit den Fingerspitzen nach unten und rollen Sie ihn auf. Den aufgerollten Teig S-förmig in die Brotform legen. 3. Lassen Sie das Brot erneut aufgehen, etwa 30 bis 40 Minuten. 4. Schalten Sie den Backofen ein und heizen Sie ihn auf 350 Grad F vor. 5. Backen Sie das Brot im vorgeheizten Ofen 45 Minuten lang. Wenn es fertig ist, in Scheiben schneiden und genießen.
Pro Portion: Kalorien 782; Fett 22,73g; Natrium 501mg; Kohlenhydrate 132,66g; Ballaststoffe 3,7g; Zucker 49,51g; Protein 13,12g

Hausgemachte Granatapfel-Quinoa-Bitterschokoladenrinde

Vorbereitungszeit: 10 Minuten | **Kochzeit:** 5 Minuten | **Portionen:** 6

Antihaft-Kochspray
½ Tasse ungekochte tricolor oder normale Quinoa
½ Teelöffel koscheres Salz oder Meersalz
8 Unzen dunkle Schokolade oder 1 Tasse dunkle Schokoladensplitter
½ Tasse frische Granatapfelkerne

1. In einer mittelgroßen, mit Antihaft-Kochspray beschichteten Pfanne die ungekochte Quinoa 2 bis 3 Minuten bei mittlerer Hitze rösten, dabei häufig umrühren; vorsichtig mit etwas Butter bestreichen und die Quinoa langsam anbrennen lassen. Die Pfanne vom Herd nehmen und das Salz untermischen. 2 Esslöffel der gerösteten Quinoa für den Belag beiseite stellen. 2. Die Schokolade in große Stücke brechen und in einen großen Plastikbeutel mit Reißverschluss geben. Mit einer Metallkelle oder einem Fleischklopfer die Schokolade zerstoßen, bis sie in kleinere Stücke zerfällt. Die Schokolade aus dem Beutel in eine mittelgroße, mikrowellengeeignete Schüssel geben und 1 Minute lang auf höchster Stufe in der Mikrowelle erhitzen. Umrühren, bis die Schokolade vollständig geschmolzen ist. Die restliche geröstete Quinoa gut unter die geschmolzene Schokolade mischen. 3. Ein großes, umrandetes Backblech mit Pergamentpapier auslegen. Die Schokoladenmischung auf das Blech geben und gleichmäßig verteilen, bis das gesamte Blech bedeckt ist. Die restlichen 2 Esslöffel Quinoa und Granatapfelkerne darüber streuen. Die Quinoa und die Granatapfelkerne mit einem Spatel oder der Rückseite eines Löffels in die Schokolade drücken. 4. Die Mischung 10 bis 15 Minuten lang einfrieren. Nehmen Sie die Rinde aus dem Gefrierschrank und brechen Sie sie in etwa 5 cm große Stücke. In einem verschlossenen Behälter oder einer Plastiktüte mit Reißverschluss im Kühlschrank aufbewahren.
Pro Portion: Kalorien 232; Fett 4,38 g; Natrium 325 mg; Kohlenhydrate 38,39 g; Ballaststoffe 3 g; Zucker 3,21 g; Eiweiß 4,38 g

Einfaches und köstliches Baklava

Vorbereitungszeit: 10 Minuten | **Kochzeit:** 40 Minuten | **Für alle:** 12

1½ Tassen fein gehackte Walnüsse
1 Teelöffel gemahlener Zimt
¼ Teelöffel gemahlener Kardamom (optional)
1 Tasse Wasser
½ Tasse Zucker
½ Tasse Honig
2 Esslöffel frisch gepresster Zitronensaft
1 Tasse gesalzene Butter, geschmolzen
20 große Blätter Phyllo-Teig, bei Raumtemperatur

1. Den Ofen einschalten und auf 350 Grad F vorheizen. 2. Walnüsse, Zimt und Kardamom (optional) in einem Behälter gut vermischen und beiseite stellen. 3. In einem kleinen Topf das Wasser, den Zucker, den Honig und den Zitronensaft zum Kochen bringen. Den Herd ausschalten. 4. Die Butter in ein Gefäß geben. Legen Sie eine Lage Phyllo-Teig auf ein ungefettetes 9 x 13-Zoll-Backblech und bestreichen Sie sie vorsichtig und langsam mit etwas Butter. Die Phyllo-Blätter beim Bestreichen nicht zerreißen. 5. Vorsichtig 1 oder 2 weitere Phyllo-Blätter in die Backform legen und jeweils mit Butter bepinseln, danach ⅛ der Nussmischung einfüllen; 2 Blätter einlegen und ein weiteres ⅛ der Nussmischung einfüllen; mit 2 Blättern und Nüssen wiederholen, bis keine Nüsse und kein Teig mehr vorhanden sind, und mit den restlichen Phyllo-Teigblättern bedecken. 6. Das Baklava der Länge nach in 4 Linien schneiden und weitere 4 oder 5 Scheiben diagonal in die Form legen. 7. In den Ofen schieben und 30 bis 40 Minuten backen, bis sie goldbraun sind. 8. Die Baklava aus dem Ofen nehmen und unverzüglich mit dem Sirup übergießen.
Pro Portion: Kalorien 311; Fett 18,64 g; Natrium 237 mg; Kohlenhydrate 34,21 g; Ballaststoffe 1,4 g; Zucker 16,07 g; Eiweiß 3,94 g

Leckere Zitronenplätzchen

Vorbereitungszeit: 10 Minuten | **Backzeit:** 10 Minuten | **Ergiebig:** 12 Kekse

Antihaft-Kochspray
¾ Tasse Kristallzucker
½ Tasse Butter
1½ Teelöffel Essig
1 großes Ei
1 Teelöffel geriebene Zitronenschale
1¾ Tasse Mehl
1 Teelöffel Backpulver
¼ Teelöffel Backpulver
¾ Tasse Puderzucker
¼ Tasse frisch gepresster Zitronensaft
1 Teelöffel fein geriebene Zitronenschale

1. Schalten Sie den Ofen ein und heizen Sie ihn auf 350 Grad F vor. Besprühen Sie eine Backform mit Kochspray, bevor Sie sie beiseite stellen. 2. In einer mittelgroßen Schüssel Zucker und Butter cremig rühren. Dann den Essig hinzugeben und gut verrühren. Danach das Ei und die Zitronenschale hinzugeben und gut verrühren. Mehl, Backpulver und Natron in die Schüssel sieben und gut vermischen. 3. Die Mischung in 12 gleichmäßigen Häufchen auf ein Backblech geben. Backen Sie sie im vorgeheizten Ofen 10 bis 12 Minuten lang. Seien Sie vorsichtig und lassen Sie die Böden nicht anbrennen. 4. Während die Kekse backen, die Zitronenglasur in einem Gefäß zubereiten, indem Zucker, Zitronensaft und Zitronenschale miteinander vermischt werden. 5. Den Ofen ausschalten, die Kekse aus dem Ofen nehmen und mit der Zitronenglasur bestreichen.

Pro Portion (1 Keks): Kalorien 190; Fett 8,26 g; Natrium 104 mg; Kohlenhydrate 26,96 g; Ballaststoffe 0,5 g; Zucker 12,45 g; Eiweiß 2,33 g

Einfacher Zitronenfool

Vorbereitungszeit: 10 Minuten | **Kochzeit:** 5 Minuten | **Portionen:** 4

1 Tasse griechischer Joghurt (2%)
1 mittelgroße Zitrone
¼ Tasse kaltes Wasser
1½ Teelöffel Speisestärke
3½ Esslöffel Honig, aufgeteilt
⅔ Becher schwere (Schlagsahne)
Frisches Obst und Minzblätter zum Servieren (optional)

1. Stellen Sie eine große Glasschüssel und die Metallschläger Ihres elektrischen Mixers zum Kühlen in den Kühlschrank. Geben Sie den Joghurt in eine mittelgroße Glasschüssel und stellen Sie auch diese Schüssel zum Kühlen in den Kühlschrank. 2. Geben Sie die Zitronenschale mit einer Zitruspresse in eine mittelgroße, mikrowellengeeignete Schüssel. Die Zitrone halbieren und 1 Esslöffel Zitronensaft in die Schüssel pressen. Wasser und Speisestärke hinzugeben und gut umrühren. 3 Esslöffel Honig einrühren. Die Zitronenmischung 1 Minute lang auf höchster Stufe in der Mikrowelle erhitzen; umrühren und weitere 10 bis 30 Sekunden in der Mikrowelle erhitzen, bis die Mischung dickflüssig ist und Blasen wirft. 3. Nehmen Sie die Schüssel mit dem Joghurt aus dem Kühlschrank und rühren Sie die warme Zitronenmischung unter. Stellen Sie den Joghurt wieder in den Kühlschrank. 4. Nehmen Sie die große gekühlte Schüssel und die Rührbesen aus dem Kühlschrank. Setzen Sie Ihren elektrischen Mixer mit den gekühlten Quirlen zusammen. Geben Sie die Sahne in die gekühlte Schüssel und schlagen Sie sie, bis sich weiche Spitzen bilden - das dauert 1 bis 3 Minuten. 5. Nehmen Sie die gekühlte Joghurtmischung aus dem Kühlschrank. Heben Sie sie mit einem Gummischaber leicht unter die Schlagsahne; heben Sie die Mischung an und drehen Sie sie, damit die Sahne nicht zusammenfällt. Bis zum Servieren mindestens 15 Minuten, aber nicht länger als 1 Stunde kühl stellen. 6. Den Zitronenkuchen in 4 Tassen oder Desserts füllen und mit dem restlichen ½ Teelöffel Honig beträufeln. Mit frischem Obst und Minze garnieren und servieren.

Pro Portion (ohne frisches Obst und Minzblätter): Kalorien 169; Fett 9,46 g; Natrium 37 mg; Kohlenhydrate 20,3 g; Ballaststoffe 0,1 g; Zucker 18,81 g; Eiweiß 2,64 g

Erdbeerkonfitüre-Mürbegebäck

Vorbereitungszeit: 20 Minuten | **Backzeit:** 15 Minuten | **Ergiebig:** 3 Dutzend Kekse

2 Tassen Speisestärke
1½ Tassen Allzweckmehl
2 Teelöffel Backpulver
1 Teelöffel Backpulver
1 Tasse (2 Sticks) kalte Butter, in 1-Zoll-Würfel geschnitten
⅔ Tasse Zucker
4 große Eigelb
2 Esslöffel Weinbrand
1 Teelöffel Vanilleextrakt
½ Teelöffel Salz
2 Tassen Erdbeerkonfitüre
Puderzucker, zum Bestreuen

1. In einer Schüssel die Speisestärke, das Mehl, das Backpulver und das Natron gut vermischen und miteinander vermengen. Die Butter und den Zucker mit den Händen oder 2 Gabeln gut vermischen, bis kleine Butterstücke übrig bleiben. 2. Eigelb, Weinbrand, Vanille und Salz hinzugeben und langsam rühren, bis alle Zutaten miteinander vermischt sind. Wenn Sie einen Standmixer haben, können Sie die Zutaten mit dem Rührwerk gut verrühren und dann mit der Hand nachmixen. 3. Den Teig in Frischhaltefolie einwickeln und in einer wiederverschließbaren Plastiktüte für mindestens 1 Stunde kalt stellen. 4. Schalten Sie den Ofen ein und heizen Sie ihn auf 350 Grad F vor. 5. Den Teig auf ¼-Zoll-Dicke ausrollen und ausstechen, dabei 12 Kekse auf das Backblech legen. Diese nacheinander auf der obersten Schiene des Ofens 12 bis 14 Minuten backen. 6. Bei Zimmertemperatur abkühlen lassen und mit etwa 1 Esslöffel Erdbeerkonfitüre bestreichen. 7. Mit Puderzucker bestreuen. Genießen.
Pro Portion (1 Dutzend Kekse): Kalorien 768; Fett 8,27 g; Natrium 539 mg; Kohlenhydrate 157,48 g; Ballaststoffe 4,6 g; Zucker 27,51 g; Eiweiß 11,93 g

Aromatischer Zitrus-Pfundkuchen

Vorbereitungszeit: 10 Minuten | **Kochzeit:** 45 Minuten | **Portionen:** 8
Für die Torte

Antihaft-Kochspray
1 Tasse Zucker
⅓ Tasse kaltgepresstes Olivenöl
1 Tasse Buttermilch
1 Zitrone, geschält und entsaften

2 Tassen Allzweckmehl
1 Teelöffel Backpulver
1 Teelöffel Salz

Für die Glasur

1 Tasse Puderzucker
1 bis 2 Esslöffel frisch gepresster Zitronensaft
½ Teelöffel Vanilleextrakt

So wird der Kuchen zubereitet 1. Schalten Sie den Ofen ein und heizen Sie ihn auf 350 Grad F vor. Legen Sie eine 9-Zoll-Hackbratenform mit Pergamentpapier aus und bestreichen Sie das Papier mit Antihaft-Kochspray. 2. In einer Schüssel den Zucker und das Olivenöl cremig rühren. Die Buttermilch, den Saft und die Schale der Zitrone einrühren. Beiseite stellen und 5 bis 7 Minuten ruhen lassen. 3. In einer mittelgroßen Schüssel das Mehl, das Backpulver und das Salz gut vermischen. Die trockenen Zutaten unter die Buttermilchmischung heben und unterrühren. 4. Den Teig in die Form geben und glatt streichen. 45 Minuten backen oder bis ein in die Mitte gesteckter Zahnstocher oder Spieß sauber herauskommt und einige Krümel hängen bleiben. 5. Den Kuchen aus dem Ofen nehmen und mindestens 10 Minuten lang in der Form abkühlen lassen. Auf ein Kuchengitter auf einem Backblech stürzen und vollständig abkühlen lassen.

Für die Glasur Puderzucker, Zitronensaft und Vanille in einem Gefäß glatt rühren. Die Glasur über den abgekühlten Kuchen geben und den Überschuss vom Kuchen auf das darunter liegende Backblech tropfen lassen.

Pro Portion: Kalorien 305; Fett 9,54g; Natrium 508mg; Kohlenhydrate 50,84g; Ballaststoffe 0,9g; Zucker 26,24g; Protein 4,27g

Leckere Apfeltaschen

Vorbereitungszeit: 5 Minuten | **Kochzeit:** 15 Minuten | **Für alle:** 6

1 Bio-Blätterteig, ausgerollt, bei Raumtemperatur
1 Gala-Apfel, geschält und in Scheiben geschnitten
¼ Tasse brauner Zucker
⅛ Teelöffel gemahlener Zimt
⅛ Teelöffel gemahlener Kardamom
Antihaft-Kochspray
Honig, zum Bestreichen

1. Schalten Sie den Ofen ein und heizen Sie ihn auf 350 Grad F vor. 2. Schneiden Sie den Teig in 4 gleichmäßige Scheiben. Den Apfel schälen und in Scheiben schneiden. Die Scheiben in einem Gefäß mit braunem Zucker, Zimt und Kardamom vermischen. 3. Ein Muffinblech sehr gut mit Antihaft-Kochspray einsprühen. Achten Sie darauf, dass Sie nur die Muffinförmchen einsprühen, die Sie verwenden wollen. 4. Nach dem Besprühen den Boden des Muffinblechs mit dem Teig auslegen und 1 oder 2 gebrochene Apfelscheiben darauf legen. Den restlichen Teig auf die Äpfel legen und mit Honig beträufeln. 5. Die Äpfel im vorgeheizten Backofen 15 Minuten lang backen, bis sie braun und blasig sind.

Pro Portion: Kalorien 116; Fett 3,08g; Natrium 23mg; Kohlenhydrate 22,62g; Ballaststoffe 0,9g; Zucker 17,91g; Protein 0,69g

Köstliche gekühlte Zartbitterschokoladen-Beeren-Spieße

Vorbereitungszeit: 10 Minuten | **Kochzeit:** 1 Minute | **Portionen:** 6 Spieße

12 Erdbeeren, geschält
12 Kirschen, entsteint
24 kernlose rote oder grüne Weintrauben
24 Blaubeeren
8 Unzen dunkle Schokolade

1. Ein großes, umrandetes Backblech mit Pergamentpapier auslegen. Legen Sie auf Ihrer Arbeitsfläche sechs 12-Zoll-Holzspieße aus. 2. Stecken Sie die Früchte nach folgendem Muster auf die Spieße: 1 Erdbeere, 1 Kirsche, 2 Weintrauben, 2 Blaubeeren, 1 Erdbeere, 1 Kirsche, 2 Weintrauben und 2 Blaubeeren (oder variieren Sie je nach Geschmack!). Legen Sie die Spieße auf das vorbereitete Backblech. 3. Die Schokolade in einer mittelgroßen, mikrowellengeeigneten Schüssel 1 Minute lang bei starker Hitze in der Mikrowelle erhitzen. Umrühren, bis die Schokolade vollständig geschmolzen ist. 4. Die geschmolzene Schokolade in einen kleinen Plastiksandwichbeutel schöpfen. Drehen Sie den Beutel über der Schokolade und schneiden Sie mit einer Schere eine Ecke des Beutels ab. Die Tüte zusammendrücken und die Schokolade über die Spieße träufeln. 5. Die Platte in den Gefrierschrank legen und vor dem Servieren 20 Minuten lang abkühlen lassen.
Pro Portion (pro Spieß): Kalorien 216; Fett 16,27g; Natrium 8mg; Kohlenhydrate 26,15g; Ballaststoffe 5,3g; Zucker 15,92g; Protein 3,46g

Obst-Ricotta

Vorbereitungszeit: 10 Minuten | **Kochzeit:** 10 Minuten | **Für alle:** 12

Antihaft-Kochspray
4 Pfirsiche oder Nektarinen (oder 8 Aprikosen oder Pflaumen), halbiert und entkernt
2 Teelöffel kaltgepresstes Olivenöl
¾ Tasse Vollmilch-Ricotta-Käse
1 Esslöffel Honig
¼ Teelöffel frisch geriebene Muskatnuss
4 Zweige Minze, zum Garnieren (optional)

1. Eine große, leere Schüssel zum Abkühlen in den Kühlschrank stellen. 2. Besprühen Sie die Grillpfanne mit Antihaft-Kochspray. Erhitzen Sie den Grill oder die Grillpfanne auf mittlere Hitze. 3. Das Obst wird mit Öl bedeckt. Legen Sie das geschnittene Obst auf den Grill oder die Pfanne und kochen Sie es 3 bis 5 Minuten, bis der Grill aufgeht. Verwenden Sie eine Zange, um das Obst zu wenden. Den Grill abdecken und 4 bis 6 Minuten garen, bis sich die Früchte mit einem scharfen Messer leicht einstechen lassen. Zum Abkühlen

beiseite stellen. 4. Nehmen Sie die Schüssel aus dem Kühlschrank und geben Sie den Ricotta hinein. Mit einem elektrischen Rührgerät den Ricotta 2 Minuten lang auf höchster Stufe schlagen. Honig und Muskatnuss hinzufügen und 1 weitere Minute lang schlagen. Das warme (oder zimmerwarme) Obst auf 4 Servierschalen verteilen, die Ricottamischung und einen Minzezweig (falls nötig) darüber geben und servieren.
Pro Portion (ohne Minze): Kalorien 60; Fett 2,95g; Natrium 13mg; Kohlenhydrate 6,94g; Ballaststoffe 0,8g; Zucker 5,22g; Protein 2,26g

SCHLUSSFOLGERUNG

Die Mittelmeerdiät ist eine der gesündesten und einfachsten Diäten. Sie ist einfach zu befolgen und leicht zu übernehmen. Sie können Ihre Lieblingsspeisen genießen, während Sie dieser Diät folgen. Nur wenige Lebensmittel sind bei dieser Diät eingeschränkt. Ärzte und Gesundheitsexperten empfehlen diese Diät, weil sie gut für die Herzgesundheit ist. Sie hilft, das Risiko vieler Krankheiten wie Herzkrankheiten, Krebs, Typ-2-Diabetes, Asthma und vieles mehr zu verringern. Es gibt viele gesundheitliche Vorteile dieser Diät. Sie hält Sie aktiv, stark und fit. Sie steuert die Gewichtsabnahme. Sie erhöht Ihre Lebenserwartung. Diese Diät konzentriert sich auf frisches Gemüse wie Brokkoli, Rosenkohl, Tomaten und vieles mehr, frisches Obst wie Äpfel, Erdbeeren, Bananen und vieles mehr, Hülsenfrüchte, Vollkornprodukte, Meeresfrüchte, hochwertige Milchprodukte und wenig Geflügel. Trinken Sie während dieser Diät viel Wasser. In diesem Kochbuch finden Sie gesunde, leckere und sättigende Rezepte für die Mittelmeerdiät - Frühstück, Hauptgerichte, Abendessen, Desserts, Snacks usw. Wenn Sie gesund und aktiv bleiben wollen, treiben Sie Sport, ernähren Sie sich gesund und trinken Sie viel Wasser. Diese Diät besteht aus gesunden Nährstoffen wie gesunden Fetten, Vitaminen, Mineralien und Proteinen. Olivenöl ist der Hauptbestandteil dieser Diät. Sie sollten alle Speisen mit Olivenöl zubereiten.

CPSIA information can be obtained
at www.ICGtesting.com
Printed in the USA
LVHW052052071222
734662LV00010B/496